县级医院管理工作实践与创新

主　编：武永康　鄢骑兵

副主编：张　磊　王　莉　李蓉梅

编　者（按姓氏笔画）：

王　芹	王　莉	毛艾琳	尹田伟	左情缘
龙学红	龙海钉	叶曾静	白思琪	冯思蕾
伍立立	刘安妮	刘秀琼	刘雯黎	江恒洋
汤　琳	祁红玉	孙　莹	李蓉梅	李　韬
杨　娟	杨　翔	肖　晗	邱德超	何　理
张　静	张　磊	陈　玲	武永康	卓晓建
罗　飞	罗　予	周　洁	周　强	赵宏毅
胡德雨	段天云	贺　蝶	袁　巧	袁明星
徐　丹	徐　嘉	徐　瀚	唐　春	唐　荔
唐　雪	唐　绮	黄旭阳	黄　玲	黄桂蓉
黄晓慧	蒋海燕	韩双梅	鄢骑兵	

秘　书：龙海钉　陈　玲

四川大学出版社
SICHUAN UNIVERSITY PRESS

图书在版编目（CIP）数据

县级医院管理工作实践与创新 / 武永康，鄢骑兵主
编 . -- 成都 ：四川大学出版社，2024. 10. -- ISBN
978-7-5690-7381-2

Ⅰ. R197.32

中国国家版本馆 CIP 数据核字第 2024YU5330 号

书　　名：县级医院管理工作实践与创新
　　　　　Xianji Yiyuan Guanli Gongzuo Shijian yu Chuangxin
主　　编：武永康　鄢骑兵

选题策划：许　奕
责任编辑：许　奕
责任校对：倪德君
装帧设计：胜翔设计
责任印制：李金兰

出版发行：四川大学出版社有限责任公司
　　　　　地址：成都市一环路南一段 24 号（610065）
　　　　　电话：（028）85408311（发行部）、85400276（总编室）
　　　　　电子邮箱：scupress@vip.163.com
　　　　　网址：https://press.scu.edu.cn
印前制作：四川胜翔数码印务设计有限公司
印刷装订：成都金阳印务有限责任公司

成品尺寸：170mm×240mm
印　　张：11.5
字　　数：226 千字

版　　次：2024 年 11 月 第 1 版
印　　次：2024 年 11 月 第 1 次印刷
定　　价：59.00 元

扫码获取数字资源

四川大学出版社
微信公众号

基层医院管理的实践探索和有益创新

　　基层医院在我国医疗体制中具有特殊重要地位，特别是县级医院，既是保障人民健康承上启下的关键环节，也是关乎医疗体系有序运转的重要基础。县级医院能力水平如何、作用发挥如何，既是重大民生问题，更是重要的发展问题。特别是在当前医疗技术加速发展、医院管理理念持续创新的背景下，县级医院管理问题尤为重要和突出。

　　金堂县第一人民医院是四川大学华西医院在 2016 年首批领办的医院。领办至今，该院在诊疗技术、科技创新和管理运行等方面做了大量工作，展现出县级医院在改革建院、创新强院方面的努力和作为。近日，该院组织编写了《县级医院管理工作实践与创新》一书，希望能进一步梳理好、总结好医院的管理实践和创新探索工作。

　　我受邀为此书撰写序言。我回想起四川大学华西医院领办县级医院的过往感慨颇多，同时也为包括金堂县第一人民医院在内的诸多医院的发展进步而高兴。此书全景式地回溯了金堂县第一人民医院党建与组织建设、医疗质量与安全、保障服务管理、"国考"与财务管理、学科发展与智慧医院建设方面的理念、制度、举措、成效等，不仅有实践的"温度"、有涵盖医院党建和业务各方面的"鲜活感"，还有理念的"深度"、有医院管理认知的"深邃感"，更有实践探索的"广度"、有对基层医院作用更好发挥的有益创新的"收获感"。

南宋文学家陆游在诗中写道："纸上得来终觉浅，绝知此事要躬行。"这是对读者而言的认识论和实践论。对金堂县第一人民医院和其中的奋斗者而言，本书绝对"不浅"，让人有"事非经过不知难"的切身感受，更是一步一个脚印的实践探索和有益创新！

在此祝贺此书顺利出版，衷心祝愿金堂县第一人民医院再创佳绩！

2024 年 10 月

目录

第一章　党建与组织建设

第一节　医院规章制度管理体系构建

随着我国进入新发展阶段和健康中国战略的深入实施，人民群众对医疗服务质量的要求日益提高。医院作为医疗服务的主要提供者，其管理水平和规范化程度直接关系到患者的就医体验和医疗质量。各职能部门制定制度时存在制定随意、缺乏可操作性、相互冲突等问题，导致医院部分规章制度不清晰、权责不明确、落实不到位，影响了医院的管理水平和规范化程度。因此，构建一套科学、合理、标准、规范、可操作的医院规章制度管理体系，对于提高医院管理水平、保障医疗质量和安全、促进医院高质量可持续发展具有重要意义。

一、工作措施

（一）建立健全管理组织并明确职责

管理组织是规章制度建设的重要组成部分，包括规章制度决策者、规章制度管理归口部门、规章制度主责部门。通过确立相应的管理程序和权限可以实现规章制度建设工作的协调和高效。

（二）规范规章制度的命名与分类

医院规章制度按照业务领域分为三大类，即战略发展类、业务运营类和管理支持类；按照属性分为纲领类、原则类和实施类。具体名称按文件类型统一命名，根据管理活动的特点、性质及其范围等，文体基本上可分为章程、制度、办法、规定、职责、守则、细则、其他等。发布版本分为试行、暂行和正式三种，暂行、试行制度在存续期间与正式版本具有同等效力。

（三）建立审核与发布机制

在规章制度制定过程中，法律法规是基础和保障，起草要以法律法规为准绳，充分征求涉及部门意见，通过归口部门审核，履行相应审批程序，不同适用范围和重要程度的规章制度分别由不同审批机构审批同意后方可发布实施。

规章制度发布后，主责部门还应开展制度宣讲和培训。医院规章制度管理流程图见图1-1-1。

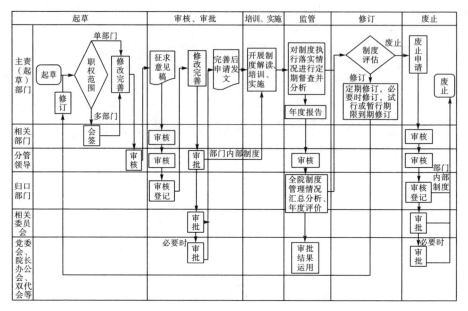

图1-1-1　医院规章制度管理流程图

（四）强化监督检查机制

监督检查机制是保障规章制度得到有效执行的重要手段。主责部门负责其业务范围内规章制度的执行督促。在规章制度执行过程中，各部门发现问题时应向主责部门反馈，以便适时修订和完善规章制度。归口部门负责对主责部门规章制度管理情况进行监督检查，督促各部门及时开展制度培训，增强制度执行力，发挥制度保障和引领作用。

（五）完善评价与考核机制

建立科学、公平的评价与考核机制，充分调动各职能部门的积极性、主动性和创造性，切实保证规章制度管理工作的有效落实。

二、小结与展望

通过明确制定原则、规范制定程序、强化执行与监督等措施，构建合法合规、实用可操作、系统完整的规章制度管理体系，这是医院持续稳定发展的重要保障，是传递医院价值观和理念、提升医院管理水平、保障医疗质量和安全、维护职工和患者权益的重要举措。展望未来，医院规章制度管理还应引入信息化手段。通过人工智能（AI）等工具，自动识别规章制度是否符合国家及行政管理部门的最新要求，是否存在相互冲突等问题，使各职能部门能第一时间对规章制度进行完善，以适应政策变化和管理需求。只有这样，才能更加高效地规范医疗服务行为、提高医疗质量与安全、促进医院文化建设，不断提升医院的核心竞争力，为人民群众提供更加优质、便捷、高效的医疗服务。

主要参考文献

［1］田伟伟，李莹，丁先峰，等. 依法治校视角下的高校规章制度建设［J］. 法制博览，2022（10）：119-121.

［2］陈艳. 如何制定有效适用的规章制度［J］. 中国工会财会，2020（7）：48-49.

［3］邹宇. 企业制定规章制度时应注意哪些问题［J］. 中国工会财会，2018（8）：47.

（江恒洋）

第二节　制定院历提升综合管理能力促进医院运营与发展

在日常工作中，医院内部可能存在重要任务被延误、工作安排冲突、任务交接不畅等问题。为减少相应问题的出现，金堂县第一人民医院探索实施了院历制定工作。院历将医院固定事项与全年日历结合起来，内容涉及医院日常运作和管理的各个方面。通过对院历上重要工作进行精心规划和实施，可以提高医院的运营效率，增强职工的凝聚力和向心力，并为医院的发展注入新的活力。

一、工作措施

（一）收集资料

收集资料是院历制定的重要步骤，需要从多个渠道获取资料，需各职能部门积极配合。在收集资料时，需要注意资料的真实性和准确性。主要内容如下。

1. 医院年度计划：根据医院的总体战略规划，制订年度工作计划，包括业务发展、人员培训、基础设施建设等方面。

2. 会议安排：定期召开的医院内部会议，如科主任会议、护士长会议、委员会会议等。

3. 培训计划：根据职工的业务需求和职业发展，制订培训计划，包括内部培训、外部培训、在线学习等。

4. 节假日安排：根据国家规定并结合医院的实际情况，院历提前标识节假日和休息时间。

5. 应急演练：按照相关规定及应急培训要求，制订相应的应急演练计划。

6. 重要活动安排：医院建院周年活动、运动会、竞赛等。

7. 疾病宣传日：通过在院历上标注疾病宣传日，提醒相关科室开展好义诊、教育、宣传等活动，以提高医院知名度。

（二）整理和编辑

整理和编辑是院历制定的核心工作，需要对收集到的资料进行筛选、分类等。在整理和编辑时，需要再次核查内容。

（三）设计版式

版式设计是院历制定的重要组成部分，能够更好地在院历上呈现相应的工作，需要根据院历的内容和风格，设计符合医院文化要求的版式。文化元素包括整体色调、医院名称、医院 LOGO、微信公众号及健康咨询电话等。

（四）审核与印发

审核与印发是院历制定的最后环节。需要邀请相关人员进行审核，确保院历内容的真实性和准确性。审核通过后方可印发。

医院 2024 年院历局部（12 月）见图 1-2-1。

12月						
日	一	二	三	四	五	六
1 冬月 世界艾滋病日	2 初二	3 初三	4 初四 世界残疾人日 国家宪法日 护士长例会、护理质量控制会议 金医大讲堂	5 初五	6 初六	7 初七
8 初八	9 初九 党委理论学习中心组会议	10 初十	11 十一 金医大讲堂	12 十二 院领导接待日 院长行政查房	13 十三	14 十四
11月11日——12月11日 省医学会科研课题申报　10月8日——12月10日 市级继续医学教育申报						
15 十五 世界强化免疫日	16 十六 印发医院简报	17 十七	18 十八 主题党日活动 护理人员 层级晋升考试 金医大讲堂	19 建院80周年	20 二十	21 廿一
22 廿二	23 廿三	24 廿四 各部门合同履行情况年度检查	25 廿五 各部门合同履行情况年度检查 金医大讲堂	26 廿六 院领导接待日 党员大会 暨干部大会	27 廿七 应急管理工作检查	28 廿八
11月15日-12月31日 省级继续医学教育申报						
29 廿九	30 三十	31 腊月 金医健康大讲堂				

1.依法执业全面自查	6.第二次法律查房
2.第一周科主任会议	7.创新案例擂台赛
3.第二周医保员第四季度例会	8.统战工作座谈会
4.药师管理与药物治疗学委员会会议	9.品牌建设培训
5.信息化建设领导小组会议	10.医学装备委员会、耗材管理委员会会议

图 1-2-1　医院 2024 年院历局部（12 月）

二、小结与展望

通过制定院历，医院可以将各个部门的工作计划整合，确保各项工作按照预定的时间节点进行。各部门可以清楚地了解彼此的工作计划和时间安排，从而更好地协调和配合工作，以此减少沟通障碍和避免工作重复，达到提高整体工作效率的效果。展望未来，如能将院历与 OA 系统、互联网医院 APP 或小程序相结合，实现各部门自主填报信息、自动生成院历、日程自动提醒等功能，则可以减少因人为疏忽而导致的遗漏和错误，确保关键任务、事件等得到及时关注和处理，从而进一步发挥院历的作用，保持工作顺畅和高效。

主要参考文献

[1] 秋叶. "计划赶不上变化"? 用长周期日程表来解决吧 [J]. 国企, 2021 (13): 70-71.

[2] 刘敏. 天长市巧用"小白板"提升工作效率 [J]. 中国价格监管与反垄断, 2024 (8): 5.

[3] 卢锡妹, 魏坤. 基于情感体验的日历设计 [J]. 明日风尚, 2024 (7): 92-94.

[4] 2023 年年历 [J]. 中国卫生经济, 2022, 41 (12): 130.

（陈　玲）

第三节　党员大会暨干部大会

党员大会暨干部大会是医院党员干部教育的重要平台，不仅强化了党组织的引领作用，还有效促进了党员干部先锋模范作用的充分发挥。下面以金堂县第一人民医院为例阐述。

一、工作措施

（一）固定化会议安排

为确保会议的高效进行，医院将党员大会暨干部大会固定于每月最后一周的周四下午举行。这一时间选择既考虑了临床工作的实际情况，又确保了与会人员能够提前调整工作安排，准时参会。同时，固定会议地点与座位安排便于考勤管理，提升了会议的组织效率。

（二）精细化会议筹备

会议筹备工作提前两周启动，包括邀请授课专家、制定详细议程等。通过会前一周及会前一天的双重通知机制，确保所有应参会人员知晓会议信息，不能参会人员应履行请假程序。此外，会议还设有预约渠道，鼓励非强制参会人员（包括普通职工和医共体成员单位职工）积极参与，拓宽学习交流的覆盖面。

（三）多元化会议内容

会议内容紧扣医院发展实际，涵盖"第一议题"、党风廉政教育、业界专家培训、"国考"指标及质控数据分析、医院运营分析、科室管理经验分享等多个方面。大会的第一议题原则上由医院党委书记宣讲，主要学习习近平新时代中国特色社会主义思想和习近平总书记系列重要讲话精神等。医院邀请了省市机关及全国知名医院专家讲课，内容涵盖党建、党风廉政、科研管理、公立医院绩效考核、"一站式服务"、急诊急救等。分管领导总结月度/季度/年度"国考"指标、质控数据及运营情况，从医院、科室层面，对各项指标进行深入分析，总结经验，查找不足，为后续工作提供数据和指标支撑，持续推动医院和科室的高质量发展。大会还邀请科室干部分享管理经验，这些经验不仅为其他科室提供了有益的借鉴，也加强了各科室之间的交流与合作，促使其共同学习、共同进步，不断创新和突破，推动医院整体管理水平的提升。

（四）强化互动与反馈

会议鼓励党员和干部积极发言、交流心得，通过讨论和互动加深理解。同时，建立有效的意见反馈机制，确保党员和干部的意见能够被及时听取和采纳。

二、小结与展望

自 2023 年 2 月起，金堂县第一人民医院的党员大会暨干部大会已逐步成为医院文化的重要组成部分。大会全程录制视频，不仅方便了请假人员的"补会"，还为打造精品课程提供了丰富的素材。这一举措得到了大家的高度认可，医院内部学习氛围日益浓厚。展望未来，医院将继续优化党员大会暨干部大会的举办模式，进一步融合线上线下资源，提升会议的互动性和实效性。同时，扩大行业专家邀请范围，拓宽学习交流渠道，为医院培养更多高素质、专业化的管理人才。通过党员大会暨干部大会的持续举办，医院将不断推动党建与业务工作深度融合，以高质量党建引领医院高质量发展新篇章。

主要参考文献

[1] 唐文佳，卞冬生，朱凡. 上海市 8 所公立医院党员教育现状与精准化策略研究［J］. 中国医院，2022，26（8）：3.

[2] 徐道亮，沈杏华，车永茂，等. 公立医院党支部发挥战斗堡垒作用实践与思考［J］. 中国医院，2024，28（2）：65－67.

[3] 万付梅，娄雅宁，杨正丽，等. 公立医院党员教育培训工作的现状与优化路径探究［J］. 现代医院管理，2022，20（6）：103－105.

[4] 许欢. 医院年轻干部教育管理探讨［J］. 中医药管理杂志，2024，32（3）：184－186.

[5] 张锐，平飞，黄洁. 高校附属医院中层干部队伍建设机制研究——以昆明某医院为例［J］. 现代医院，2023，23（5）：794－797.

（邱德超）

第四节　中层干部队伍建设

县级医院是我国基层医疗卫生体系的重要组成部分，担负着为当地群众提供医疗卫生服务的重任。在医院管理队伍中，中层干部是连接一线职工与医院领导层的枢纽，通过管理科室或部门的日常工作来执行医院各项制度与规划，对医院的管理发挥了举足轻重的作用，是医院管理的关键力量。因此，中层干部的能力、素质直接影响到医院内部的管理效能和医疗服务质量。

当前，公立医院面临环境政策变化、科技创新、人才竞争加剧等外部挑战，为适应形势发展，医院亟须改革创新、转型发展，这需要中层干部在思想上解放、在工作上敢于突破常规。一个积极进取的中层干部队伍，可以为医院改革发展提供强大动力；相反，一个思想守旧、能力不足的中层干部队伍势必会成为医院改革和发展的障碍。建立政治过硬、业务优秀、敢于担当的中层干部队伍，对推进县级医院改革发展、增强县域医疗服务能力、维护和提高人民健康水平至关重要。

基于此背景，金堂县第一人民医院始终将中层干部队伍建设作为促进医院高质量发展的重要举措，不断完善并优化培养管理模式。

一、工作措施

（一）中层干部的选拔任用

当中层干部职位出现空缺或者需要调整时，由医院院长办公会集体研究选拔任用的职位、条件、范围、方式、程序等。由人事部门形成工作方案，报医院党委会研究决定后组织实施。

医院根据人才队伍建设情况设置了三种中层干部选拔方式，包括平级交流、组织提拔、竞争上岗，并根据选拔方式，制定明确的选拔任用流程，围绕德才兼备、以德为先的原则，设定政治素质、工作能力、专业技能、廉洁从业等具体选拔标准，同时注重综合素质评价，加强干部选拔监督检查，完善民主测评、组织考核、集体讨论决定、公示等制度，加大对选拔过程的监督力度。

1. 平级交流：医院中层干部之间的交流。其交流调整及空缺职位的兼任由医院根据工作需要结合医院现有干部的综合表现，集体研究决定。

2. 组织提拔：经过民主推荐选出拟任人选，并按照程序组织考察。民主推荐采取谈话调研推荐或会议推荐方式。谈话调研推荐一般以口头方式推荐拟任人选，并说明推荐理由。参加谈话调研推荐的人员为拟任用职位所在部门或科室不少于80%的成员，根据需要可扩大到密切关联科室或部门成员、业务主管部门成员、党支部书记和分管领导等。参加会议推荐的人员由医院班子成员、职位空缺科室职工代表、职能部门负责人、中层干部代表组成。会议推荐人员以填写推荐表的方式推荐拟任人选。

3. 竞争上岗：中层干部职位出现空缺需要补充时，经医院研究同意可以组织竞争上岗，符合条件的人员均可按照相关程序规定参加竞聘。

（二）中层干部的考核评价

医院中层干部考核包括试用期考核、年度考核和任期考核。

1. 试用期考核：对于按照医院《中层干部管理制度》选拔产生的试用期已满一年的中层干部，原则上每年12月底之前进行考核。考核程序主要包括个人述职、民主测评、日常工作表现、综合评定四个部分，考核对象对照岗位职责，从德、能、勤、绩、廉五方面进行认真总结，包括政治态度、大局意识、履行岗位能力、履职成效、廉洁自律、主要不足及改进措施等相关内容，再由相关部门从每月医疗/护理质量、科室运营、定期考核等多维度对其进行综合测评。考核结果分为三个等次（"优秀"80～100分，"基本称职"60～79分，"不合格"60分以下）。考核结果为优秀者聘任现任职务；考核结果为基本称职者延长试用期半年；考核结果为不合格者免去职务，由相关部门按试任前职级安排工作。

2. 年度考核：医院中层干部考核分为临床科室中层干部考核、医技科室中层干部考核及行政后勤职能科室中层干部考核，均采取定性与定量相结合的考核方法。定性考核采用PPT个人述职的方式进行，定量考核则针对不同职系岗位的工作特点，制定差异化的考核指标和权重，为每类中层干部设定与之匹配的考核指标，这些指标既包括工作业绩、团队协作、创新能力等共性指标，又涵盖各自岗位特有的专业能力和管理水平等个性指标。同时，医院还根据不同岗位的重要性和复杂性，为各项考核指标设置了合理的权重。这种分权重的方式使得考核结果更加公正，能够更好地激励中层干部积极履职，使其充分发挥各自的专业特长和管理才能。

临床及医技科室中层干部依据干部履行岗位职责情况和完成年度工作任务情况进行个人述职，从德、能、勤、绩、廉五个方面进行综合考核，再结合职工及患者满意度测评结果。同时，由相关职能科室根据临床及医技科室全年医疗/护理质量、三级公立医院绩效考核完成情况及配合度、政府或医院指令性任务完成情况、科研教学情况、科室运营情况等多维度进行量化考核。

行政后勤职能科室中层干部同样依据干部履行岗位职责情况和完成年度工作任务情况进行个人述职，从德、能、勤、绩、廉五个方面进行综合考核，再结合临床及医技科室满意度测评结果。此外，由医院根据每月综合测评、政府或医院指令性任务完成情况、三级公立医院绩效考核完成情况及配合度等多维度进行量化考核。

考核结果 60 分以下为不合格，免去职务；考核结果 60 分及以上，70 分以下由组织部约谈；考核结果 70 分及以上作为干部考察、任用、评优评先的重要依据。

3. 任期考核：医院中层干部实行任期聘用制，每届任期不超过三年。任期结束前，考核合格者可以直接续聘。首次任职试用期一年，试用期满，经考核合格后正式聘任。试用期间或期满，经考核不合格者，免去职务，由相关部门按试任前职级安排工作。

考核内容涵盖思想政治、工作能力、目标完成、廉洁从业等方面，同时实施全员目标绩效考核机制，全院干部签订目标责任书，建立月度考核机制，对干部工作完成情况进行督导。医院对中层干部行为作出明确规定，包括遵守请假制度、重视会议活动、团结协作等要求。对于违反纪律的中层干部，根据情节轻重给予批评教育直至免职的处分。实行中层干部退出机制，包括到龄和辞职等，对工作失误严重的中层干部，医院可以决定予以免职。

（三）中层干部的管理机制

医院通过完善及优化多层次的管理机制不断激发中层干部的工作积极性和创造性。一是建立科学合理的激励机制。医院中层干部逐步实行管理绩效和目标绩效相结合的绩效管理模式，所有中层干部兼职不兼薪，同时兼任多个岗位的中层干部，绩效工资部分就高不就低，由医院统一考核后发放。同时，按照绩效考核结果及工作表现，对中层干部在专业技术职务聘任、学术任职等方面予以倾斜。二是建立完善的培养和交流机制。医院持续加大中层干部培训力度，要求职能部门对临床新任中层干部进行岗前谈话，便于他们迅速适应新的工作岗位。在职中层干部每月参加干部大会接受培训，不断提高思想政治素质和综合管理能力。三是建立重点岗位交流机制。通过重点岗位工作轮岗、跨部门交流、挂职锻炼等方式，拓宽中层干部的交流渠道，提升其综合能力。在此基础上，医院还通过考核评价、激励约束等方式确保交流制度的实施效果。四是建立中层干部能上能下机制。医院鼓励年轻干部的晋升和提拔，通过中层干部任期考核、到龄退出、自愿放弃等形式，为医院新进人才提供更多的发展机会，促进医院管理团队的更新与优化。

二、小结与展望

金堂县第一人民医院始终将中层干部队伍建设作为促进医院高质量发展的关键环节，通过制定《中层干部管理制度》《公开选拔中层干部实施方案》《中层干部任期届满换届工作方案》《中层干部考核评价实施细则》等制度及方案，不断促进医院管理团队的更新与优化，为医院人才队伍建设提供坚实的基础。但在管理过程中医院工作仍存在不足之处，如部分科室和专业出现骨干断层现象；医院对后备人才培训不足，导致新任干部需要花费大量时间来适应新职位，不利于科室稳定和效率提升。在今后的中层干部管理工作中，医院将不断完善管理层人才培养机制，重视内部晋升和选拔，制订有针对性的培训计划，提升中层干部的综合素质和能力，同时鼓励在院职工积极参加相关培训和考试，提高个人能力和竞争力，确保医院在人才更替时能够保持稳定和高效运作。

对于县级医院而言，医疗资源和人才资源不足是其面临的一大挑战。为应对这一挑战，医院必须采取合理有效的资源配置措施，以提高整体医疗服务的效率和效果。中层干部作为医院运行的直接管理者，其能力提升对于医院具有决定性影响，因此，县级医院对中层干部的培养和管理尤为重要。建立和完善中层干部选拔机制，确保选拔过程公开透明，注重候选人的综合素质和实际能力，同时加强对中层干部的培训和教育，帮助中层干部提升综合素质和管理能力，不断为医院的发展注入新的活力，这不仅是县级医院的重要任务，也是应当积极实践、不容忽视的关键环节。

主要参考文献

[1] 朱明. 从公立医院改革谈医院管理队伍职业化建设 [J]. 佳木斯教育学院学报，2014，5（35）：479-480.

[2] 姚苏娟，马琳. 运用综合评价方法选拔任用公立医院中层干部的探讨 [J]. 现代医院，2015，15（4）：2.

[3] 丁夏夏. 新医改背景下公立医院专业型中层管理干部培养路径研究 [J]. 中国卫生产业，2021（12）：44-47.

[4] 李玉凤. 精细化管理在公立医院干部队伍建设中的启示 [J]. 经济师，2023（5）：272-273.

[5] 胡霄阳. 公立医院中层干部培养路径研究 [J]. 就业与保障，2023（6）：193-195.

（汤 琳）

第五节　人力资源评估及招引

随着县级医院的持续高速发展，人力资源评估的紧迫性和重要性日益凸显。对医院现有人力资源进行全面性、系统性评估，能够深入掌握各科室职工的实际能力、潜在能力以及发展需求，从而为医院的战略规划和长远发展提供坚实的人才保障。通过全面评估县级医院职工的年龄结构、专业技术职务、业务能力以及岗位胜任能力等关键因素，医院能够准确把握当前及未来的人力资源需求，包括不同职位的数量、类型、所需技能及素质要求等。这不仅有助于县级医院根据学科发展的实际需求优化人员配置，以实现科室的中长期发展目标，提升整体运营效率和医疗质量，还有助于医院制订更为合理、有效的人才发展计划，确保人力资源的合理配置与高效利用。然而，客观而言，县级医院在人才招引方面存在一定困难。如何让应聘者减少对外在因素的顾虑，更加关注医院本身的发展潜力，是所有县级医院都需要深入思考和解决的问题。

金堂县第一人民医院在此背景下积极探索并持续优化人力资源评估及招引工作，取得较好成果。

一、工作措施

（一）开展科室用人需求调研

人力资源部以问题为导向，深入调研近五年各科室在人员补充过程中遇到的难点和问题，主要包括科室对应聘人员专业、应聘人员能力、招聘标准以及招聘流程不了解等。针对这些问题，人力资源部积极寻求解决方案，并采取相应的改进措施。一是明确了每年9月申报次年用人计划的制度，通过医院OA系统及电话联系全院各科室负责人，确保用人计划的及时收集与汇总。二是优化了用人需求表，与各科室负责人深入沟通，明确了招聘标准，以确保选拔的人才更加符合科室的实际需求。

（二）强化部门间协作与沟通

人力资源部积极加强与相关科室的沟通。首先，医务部、护理部等职能部门根据医院学科建设的规划及科室填报的用人需求计划表提出招聘建议，确保招聘需求与科室实际需求相匹配。其次，运营管理部根据各科室的工作量、手术量、疾病季节性变化等因素对用人计划需求进行综合评估，提出相应建议。最后，将用人需求计划上报医院讨论决定。

（三）制订详细的招引计划并实施

经医院研究决定后确定本年度用人需求计划，由人力资源部制订详细的招引计划，结合医院文化和岗位特点，以"国考"及"省考"指标为导向，选择适合的招聘渠道和方式，通过蓉漂人才荟、高校招聘、专家推荐、职工内部推荐、网络平台、院校合作、猎头公司等多种渠道，积极拓宽人才招引的广度。在招聘过程中，注重职能科室和用人科室的全程参与，对应聘者的综合素质进行全面考察。通过简历筛选、面试、心理测评、专业技术理论考核及技能测试等环节，确保选拔出的人才具备较高的综合素质和专业技能。人力资源招引流程见图1-5-1。

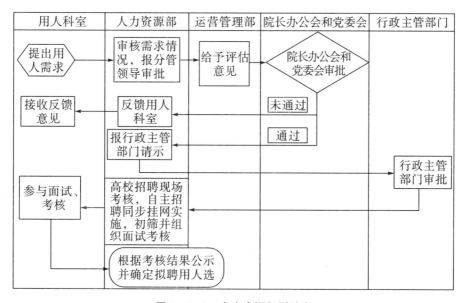

图1-5-1　人力资源招引流程

（四）跟进与反馈招聘结果

对于新入职的职工，人力资源部组织开展岗前培训，帮助他们尽快熟悉医院文化和工作流程。同时，定期收集职工对招聘流程的反馈意见，以便及时发现问题并改进。通过不断优化招聘流程和提高招聘质量，为医院的可持续发展提供有力的人才保障。

（五）提供人才招引后续保障

落实相关人才工作保障政策，强化人才服务支撑。医院制定《高层次人才引进管理办法（试行）》《高层次人才评价和考核实施细则（试行）》，对引进的高层次人才执行人才住房补贴及目标绩效政策，并与医学院校等建立紧密的合

13

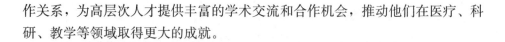

作关系，为高层次人才提供丰富的学术交流和合作机会，推动他们在医疗、科研、教学等领域取得更大的成就。

二、小结与展望

近四年来，金堂县第一人民医院通过多元化的人才招引策略，其人才招引工作取得了显著成效。正高职称人数增长 183.33%，副高职称人数增长 17.78%，中级职称人数增长 104.69%；博士及硕士研究生学历人数增长 124.39%，本科学历人数增长 42.94%。人才队伍结构逐步优化，人才队伍建设更加合理。

除此之外，医院对于招引进来的人才也提供了广阔的发展平台，实施管理后备人才培养计划，及时且有针对性地提供相应人才管理培训和进修；鼓励和支持在岗职工进行学历和技能提升，并提供相应政策支持；建立临床医师医疗组长制度和即时奖励机制，搭建人才发展平台，注重人才科技成果转化，为医院高质量发展提供坚实的人才保障。

展望未来，县级医院还需要更加坚定不移地持续优化人才招引工作的内容和流程，重点从改善工作环境、提升职工幸福感、优化人才激励机制、加强医院品牌文化建设等方面入手，吸引更多优秀人才加入医院，汇聚人才资源，为患者提供高质量的医疗服务，为提升医院整体实力和服务水平而不懈努力。

主要参考文献

［1］谢芳，盛波. 公立医院人力资源管理的理念与实践创新探讨［J］. 中国医院管理，2015，35（11）：2.

［2］谢文善. 加强人才队伍建设　促进县级医院可持续发展［J］. 现代医院，2019，19（3）：4.

［3］林尚达. 拓展公立医院人才招聘新思路［J］. 人力资源，2022（6）：48－49.

［4］彭清. 多举措推进公立医院人才队伍建设［J］. 人力资源，2023（4）：37－39.

［5］唐成亮. 高质量招聘促公立医院良好发展［J］. 人力资源，2023（4）：65－67.

（汤　琳）

第六节　学科主任管理

随着医疗技术的不断进步和医疗体系的日益完善，县级医院对于高级职称人才的需求和依赖越发明显。然而，许多医院不得不面对一个共同的挑战——那些具备丰富经验、高超医术和深厚学术造诣的高级职称人才，正逐渐步入退居二线或退休的阶段。这部分人才不仅是医院的宝贵财富，更是推动医院学术进步、技术创新和医疗服务质量提升的重要力量。他们丰富的临床经验、深厚的学术底蕴以及对医疗事业的深厚情感，对于推动医院长远发展具有巨大作用。如何有效地利用这部分人才，让他们在医院的发展中继续发光发热，成为医院管理层必须面对和解决的问题。传统的行政管理模式往往难以完全适应这部分人才发展的需求。

2023 年，金堂县第一人民医院为了避免人才资源的浪费与断层现象，首次实施了院内学科主任聘任制度，旨在认可并尊重优秀人才的专业地位和学术贡献，同时为他们提供一个更加灵活、自主的工作平台。通过赋予他们学科主任的身份，医院不仅给予了他们应有的薪资待遇和身份认可，更重要的是，为他们提供了一个可以继续发挥专业优势、推动学科发展的舞台。在这一模式下，学科主任将不再参与科室的行政管理工作，而是将更多的时间和精力投入学术研究、技术指导、人才培养等方面。他们将以更加灵活、高效的方式，为医院的发展贡献自己的智慧和力量。

一、工作措施

（一）制定遴选标准

学科主任是指院内选拔的负责院内及医共体成员单位临床、医技科室医学学科发展和学科管理的人员。学科主任不属于医院中层干部，由其编制所在科室或者部门管理，实行聘期制，一年一聘任，一年一考核，原则上聘期不超过三年。学科主任遴选人员的人事关系在医院，并与医院签订聘用合同或者劳动合同，退休返聘人员不纳入遴选范围。

（二）制定岗位职责

在院内及医共体成员单位中，学科主任需承担起临床、医技科室医学学科发展与管理的核心职责。具体而言，其主要工作内容涵盖以下几个方面：一是学科主任负责制定和组织实施本学科的发展规划及人才培养规划，确保学科发展方向明确、目标清晰，并为实现这些目标提供有力保障。二是学科主任参与本学科重大疑难病例的会诊和治疗工作，运用其丰富的专业知识和经验，为患者提供精准的诊断和治疗方案。三是学科主任负责开展医疗事故预防和处理工作，确保医疗服务的安全性和稳定性，降低医疗事故的风险。四是推动本学科的信息化建设，学科主任应致力于提高医疗服务水平，借助现代科技手段提升医疗服务质量和效率。五是学科主任根据医共体区域的实际情况，提出开展医疗资源整合和优化配置的建议，并负责组织实施，以优化医疗资源配置，提升整体医疗服务质量。

（三）落实考核管理

院内学科主任必须接受科室与医院的双重管理。被派遣至医共体开展工作的学科主任还需同时接受医共体成员单位与医院的联合领导，并全面接受监督考核。考核工作主要围绕两大核心内容进行：

一是目标任务考核。学科主任需与所在学科团队协商，制订详尽的年度目标计划。该计划应全面涵盖科研教学、学科建设规划、医共体共建等多个关键领域。计划经医院审议通过后，学科主任必须按时完成目标责任考核任务。人力资源部将全程参与，对每月及年度目标任务的完成情况进行细致考核。二是科室考核。各科室将从医疗业务工作、科研教学、学科建设三个维度出发，对学科主任进行月度考核。考核过程应严格遵循既定标准，确保考核结果客观公正。若无特殊原因，在目标任务考核中未能达标者，将被视为考核不合格，医院将不再继续聘用。

二、小结与展望

学科主任聘任制度在县级医院中具有显著作用，不仅有效整合了医院内部资源，促进了多学科之间的紧密合作，而且有效提升了诊疗的准确性和安全性，进一步降低了医疗风险，确保了医疗服务的高质量和可靠性。同时，该模式也积极鼓励学术交流与科研创新，推动了医疗技术的不断进步与发展。

通过优化资源配置，学科主任聘任制度显著提升了资源的利用效率，使医院在有限的资源下能够获得更大的效益。此外，该模式还加强了医患及医护之间的沟通与交流，有效地改善了患者的就诊体验，提高了患者的满意度和信任度。

在医院管理层面，学科主任聘任制度也发挥了积极作用。它有助于提升医院的管理水平，推动医院规范化、流程化建设，为医院的可持续发展奠定坚实的基础。同时，该模式也强调对优秀人才的培养和发掘，打通人才晋升渠道，为医院的长远发展注入新的活力，并通过提升医院的核心竞争力，吸引更多的患者前来就诊，进一步提高了医院的社会影响力和品牌知名度。

金堂县第一人民医院通过聘任院内学科主任这一创新性举措，实现了医疗、教学、科研资源的有效统筹与优化配置，进一步强化科教研一体化的战略理念，提升人才培养质量，为医院的可持续发展奠定坚实基础。未来，学科主任还将结合医院的发展定位和长远规划，负责制定并实施学科发展规划，从而确保医院整体发展目标得以顺利实现。

主要参考文献

［1］王怀红，赵顺．公立医院人才培养原则和模式浅析［J］．安徽卫生职业技术学院学报，2013，12（5）：3．

［2］钱红英，黄培．基于学科发展战略的新时期科主任管理提升策略及思考［J］．中国医药导报，2020，17（6）：4．

［3］任谦，许汝福，王娅琼，等．加强医院科室主任队伍建设的实践与思考［J］．西南国防医药，2020，30（1）：66−67．

［4］徐汝思．新经济背景下公立医院人力资源管理创新分析［J］．今商圈，2021（19）：85−88．

［5］尚威海．公立医院人力资源管理的现状及改革路径探索［J］．商讯，2023（14）：187−190．

（黄桂蓉）

第七节　管理后备人才培养

随着医疗事业的迅速发展，各地医疗机构对于专业人才的渴求与日俱增，然而在现实中，无论是从外部招聘还是内部培养，都面临着专业人才短缺的尴尬局面。针对这一现状，如何有效培养出既能掌握专业知识又能进行高效管理的复合型管理人才，成为县级医院在追求高质量发展道路上必须面对和迅速解决的关键问题。

金堂县第一人民医院在深入分析自身发展现状以及未来发展趋势的基础上，坚定地提出了"人才强院"的发展策略，并构建了一套贴合实际需求的管理后备人才培养机制，旨在实现对医院各类人才的持续培养和提升。

在这一机制中，医院创新性地采用了"分层级、针对性"综合培养模式，通过识别和区分不同层级的人才需求，制订不同的培养计划，确保每一位后备人才都能得到最适合自己的培养和提升机会。从基础管理理论培训到高级管理实践传授，从专业技能提升到职业素养培养，医院全方位、多层次地推进人才队伍建设，为长远发展奠定了坚实的人才基础。

一、工作措施

（一）管理后备人才的遴选条件

管理后备人才是指在医疗、医技、护理、行政、后勤岗位工作的后备人才，是为医院干部遴选做储备，不属于中层干部。

医院根据各科室学科发展及人才队伍情况核定管理后备人才名额数量，医院全体在岗在职人员可通过自荐或科室推荐的方式参加遴选。参与遴选者年龄以 40 周岁以下为主体，特别优秀的可放宽至 45 周岁，同时需具有本科及以上学历，对于具有高级职称人员或特别优秀的骨干，可放宽至专科。符合遴选条件的硕士研究生及以上学历者不占用科室管理后备人才名额。

（二）管理后备人才的选拔程序

医院在院内公开发布开展后备人才选拔工作通知，告知全体职工选拔程序和注意事项，鼓励职工踊跃申报。各科室按照要求公开选拔核定后备人才，经科室遴选出的后备人才，按照规定程序完善申报资料。

选拔工作开始后，申报人填写后备人才申请表，提交书面申报材料交科室负责人及所属党支部审核。申报人所在科室审查书面申报材料真伪，所属党支部审核政治思想情况后，由申报人所在科室将书面申报材料送交分管职能部门及分管领导审核，之后交人力资源部。人力资源部审核申报材料，确认其申报材料齐全，符合选拔条件要求，将符合选拔条件人员名单提交后备人才培养领导小组审核，确定推荐名单，并报党委会审议。推荐名单在医院范围内公示 5个工作日无异议后予以确认，推荐名单上的人员进入后备人才库。其他特别优秀人员可不受遴选比例限制，由职工本人填写后备人才申请表及相关材料，所在部门及所属党支部向分管院领导推荐，院领导同意后，继续按照相关程序执行。

（三）管理后备人才的培养模式

医院管理后备人才共分为三个层级：基础层、中间层、骨干层。

1. 基础层：各科室骨干按照科室中层干部职数 1∶1 或 1∶2 的比例遴选进入基础层，培养周期为 2 年。基础层的培养方式主要为协助科室负责人参与医疗、教学、科研、综合管理等工作，认识和了解医院整体政策、经营运作模式，提升后备人才的专业技术水平和管理能力。

2．中间层：基础层满 1 年未被淘汰，完成应有培训、专案、项目锻炼等且表现优秀者，通过考核后，以不超过 40％的占比遴选进入中间层，培养周期为 3～6 个月，原则上不超过 1 年。中间层的培养方式主要为兼职岗位锻炼并列席医院院长办公会，以兼职"岗位负责人助理"的身份，协助各岗位负责人参与项目管理、综合管理等工作和了解医院发展规划及重大决策，加强管理后备人才对其他科室和部门的认识和了解，提高人才综合素质和管理能力。

中间层原则上至少兼职锻炼 2 个岗位才能取得进入骨干层的资格。医疗、医技、护理人员兼职锻炼岗位在运营管理部、医务部/护理部、医院感染管理部、医保部、人力资源部、科教与学科建设部等部门中选择。行政后勤人员兼职锻炼岗位可以选择本岗位以外的行政后勤岗。所有人员兼职锻炼需要在 1 年内完成。考核不合格人员退出中间层，进入基础层。

3．骨干层：中间层培养结束且考核优秀人员以不超过 10％的占比遴选进入骨干层，培养周期原则上不低于 6 个月，不超过 2 年。骨干层的培养方式主要为以兼职"书记或院长助理"的身份，协助院领导开展工作并列席医院党委会，参与医院管理，从而为医院培养综合管理能力较强的复合型人才。此外，还通过专题讲座、内部培训、团建活动等方式培养各层级管理后备人才，并积极为其提供外出学习的平台。考核不合格人员退出骨干层，进入中间层。

（四）管理后备人才的考核机制

医院对管理后备人才实施考核退出机制，全程动态管理，以工作效率、岗位历练表现、培训完成情况等内容为考核项目，通过考核淘汰不合格的管理后备人才，为更多优秀的管理后备人才提供发展机会和上升空间，形成管理后备人才能上能下、能进能出的培养机制，调动各层级管理后备人才的积极性。将工作效率＋工作历练表现＋项目完成等情况作为考核项目。给予考核不合格者一次补考机会，补考仍不合格者降低一个培养层级或退出后备人才库。

凡是进入管理后备人才库的人员，培训过程中未被淘汰者期满后退出培训，但仍然为后备人才库人员。

（五）管理后备人才的管理

管理后备人才人事关系隶属于原科室，薪酬由人事关系所属科室核发。管理后备人才根据锻炼岗位及原岗位的考核指标接受双重考核，中间层、骨干层在兼职锻炼岗位工作时间原则上每周累计不能少于 1 天。

（六）管理后备人才的运用

成为本院管理后备人才可获得进入各领域培训学习的机会，同时可取得参加医院干部竞聘资格并享有相应政策支持。

二、小结与展望

金堂县第一人民医院高度重视管理后备人才的培养工作，通过制订详细的培养计划，选拔优秀青年人才进行重点培养。先后完善《后备人才培养计划》《管理后备人才培养实施方案》《管理后备人才遴选骨干层、中间层实施方案》等，同时，通过内部培训、外出学习等多种途径，提高管理后备人才的专业素养和综合能力，为医院未来发展储备力量。通过一系列措施，目前医院已培养管理后备人才 320 人次，遴选出中间层 63 人、骨干层 2 人，培养出中层干部 45 人，变"输血"为"造血"，打造出德才兼备的核心管理团队。事实上，科学有效的管理后备人才培养机制可以为县级医院合理地挖掘、开发和培养储备人才，从而使有限的人力资源得到最大化运用，提高可持续管理水平。通过这样系统化、差异化的培养策略，县级医院能够有效提升人才的综合素质，增强医院的整体竞争力。医院不仅能够满足当前的发展需求，还能够为未来的医疗挑战储备充足的人才资源，确保在医疗行业日新月异的变化中始终走在前列。

未来，医院需要根据实际发展情况不断修改和完善人才培养制度，持续优化人才培养工作，强化人才的选拔及考核，为医院的高质量发展提供坚实的人才支撑。

主要参考文献

[1] 王海涛. 基于人力资源管理分析医院人才的培养 [J]. 中国保健营养，2013，23 (1)：416.

[2] 王聪，李成智. 县级公立医院人才队伍建设存在的问题及路径探讨 [J]. 中国医院管理，2013 (4)：2.

[3] 郑陆林. 公立医院后备管理人才培养实践特点分析 [J]. 中国医院，2018，22 (1)：3.

[4] 张玉静. 协同创新视阈下的医院人才培养模式研究 [J]. 教育研究，2020，3 (8)：229-230.

[5] 刘鹏，王杰宁，成就，等. 医院专业型青年后备干部管理能力培养的实践 [J]. 中医药管理杂志，2023，31 (6)：3.

（汤 琳）

第八节 职工晋升管理

人才是医院发展的核心要素，对于医院而言，人才发展战略的重要性不言而喻。党的十八大以来，以习近平同志为核心的党中央深入推动实施人才强国战略，把人才作为发展的第一驱动力。在此背景下，金堂县第一人民医院始终坚持人才强院战略，将职工的个人成长与医院发展紧密相连。

为了进一步提升医院的核心竞争力，促进医院的持续、稳定、高质量发展，县级医院亟须进一步完善医院全员晋升管理体系。

在当前医疗体系改革的大背景下，县级医院普遍面临一些共同的挑战，其中最为突出的是人员聘用岗位数量不足的问题。这一问题不仅制约了医院的发展，更在一定程度上影响了职工的工作积极性和稳定性。长期以来，由于岗位聘用数量的局限性，许多在医疗领域有着深厚专业知识和丰富实践经验的医生、护士和管理人员无法获得与其能力相匹配的岗位和待遇，这不仅导致了优秀人才的流失，还使得医院内部的人才梯队建设难以进行。与此同时，随着医疗技术的不断进步和患者需求的日益增长，医院对于高素质、专业化人才的需求越发迫切，然而，传统的岗位聘用制度无法满足这一需求，使得医院在吸引和留住人才方面面临巨大的压力。

在此背景下，金堂县第一人民医院深刻认识到改革的必要性。为了打破传统体制的束缚，激发职工的工作热情和创造力，医院决定实施院内聘用制度，即医院内部认可的职称评聘制度，旨在进一步完善职工晋升管理体系，为职工提供更为广阔的职业发展和晋升空间，提升其职业满意度和归属感。同时，通过激发职工的潜能与积极性，培养出一支高素质、高能力的医疗团队，为医院的高质量发展注入源源不断的活力。

一、工作措施

（一）实行分类岗位聘用模式

在分类岗位聘用中，金堂县第一人民医院根据岗位性质和工作内容，将岗位划分为管理岗位、工勤技能岗位和专业技术岗位三种类别。

1. 管理岗位等级设置：管理岗位控制在总体比例的6％以下。在结构比例方面，按照六级职员占总额度的10％、七级职员占总额度的20％、八级职员占总额度的40％进行分配。至于九级和十级职员，则不受剩余30％的名额限制，以满足不同层级的管理需求。

2. **工勤技能岗位等级设置**：工勤技能岗位分为 5 个等级。高级技师、技师、高级工、中级工、初级工，依次对应技术工一级至五级，其他人员为普通工。医院暂不设一级。设置二级占总工勤技能岗位的 10%，三级占总工勤技能岗位的 30%，四级占总工勤技能岗位的 40%，五级和普通工不受剩余 20% 的名额限制。已经实现社会化服务的一般性劳务工作，不再设置相应的工勤技能岗位。

3. **专业技术岗位等级设置**：专业技术岗位分为 13 个等级，包括高级岗位、中级岗位、初级岗位。高级岗位分为 7 个等级，即一级至七级，其中高级专业技术职务正高级岗位包括一级至四级，副高级岗位包括五至七级；中级岗位分为 3 个等级，即八级至十级；初级岗位分为 3 个等级，即十一级至十三级，其中十三级是员级岗位。高级专业技术职务不区分正副高级的，暂按国家和省市现行专业技术职务有关规定执行。

（二）制定专业技术职务聘任流程

为确保各级职员的聘任工作得以公正、公平、公开地实施，医院严格遵循聘任程序，对各等级职员的聘任流程进行规范化管理。在聘任过程中，深入核实与评估职工的资历，全面考量其受教育背景、工作经验等多方面因素，确保职工具备胜任岗位所需的基本素质和专业技能。此外，医院高度重视职工的业务能力考察，通过全面评估职工的工作胜任力、解决问题的能力等，力求选拔出具备优秀业务能力的人员，以推动组织的长远发展。

专业技术职务聘任流程见图 1-8-1。

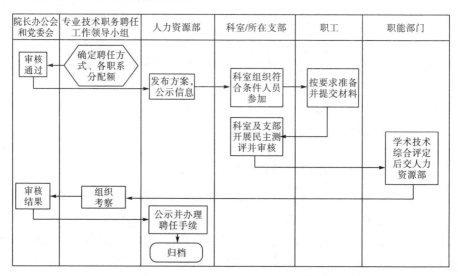

图 1-8-1　专业技术职务聘任流程

以下以专业技术岗位人员职务聘任为例。

专业技术岗位采取竞聘上岗的聘任模式，符合岗位条件的人选高于拟竞聘岗位名额的，按照民主测评、综合评价（30%）、量化评分（40%）、组织考察（30%）的方式，采用积分制，从高分到低分依次聘任。对于积分相同的人员，按照医院学科发展需要，经医院专业技术职务聘任工作领导小组集体审议决定。符合岗位条件的人选不高于拟竞聘岗位名额的，直接按照民主测评、组织考察的方式组织竞聘。

1. 民主测评：符合聘任条件的应聘人员个人填写《专业技术职务应聘申请表》《专业技术职务任期考核表》，由所在党支部及科室采取无记名测评打分的方式测评，参评人员包括拟竞聘人员所在党支部书记及科室全体在岗职工，参与率不低于应参评人数的80%。分值达到80分及以上者，进入综合评价及组织考察环节。

2. 综合评价：由职能部门对拟竞聘人员现任职务期内医疗护理质量、业务技术水平、完成工作质量和效率等给予考核。按照《专业技术职务聘任综合评定表》进行考核评分后交人力资源部。考核内容涉及职业道德、业务水平、遵纪守法、工作业绩及质量等方面。

3. 量化评分：由相关职能科室按照《专业技术职务聘任量化考核标准》对竞聘人员现任职务期内进行考核评分后提交人力资源部。考核内容涉及科研教学、对口支援、个人荣誉等方面。

4. 组织考察：由专业技术职务聘任领导小组开展组织考察。

（三）关注院内聘用（内聘）的特殊性

1. 关于内聘范围的具体界定：内聘范围主要聚焦于两类人员。其一，医院根据自身需求自主招聘的各类工作人员；其二，那些已获取相应职称并符合当年职称聘任条件的事业编制人员，他们因编制岗位的数量限制，未能成功聘任至与其职称相匹配的岗位。

2. 关于内聘流程的规范化管理：在内聘期间，若医院内部出现编制内同岗位职称的聘任机会，那些属于事业编制的内聘人员仍有资格参与该岗位的竞聘活动，以争取更为合适的职位。

3. 关于内聘效力的界定：内聘效力仅限于医院内部。对于事业编制人员而言，若在其整个职业生涯中，直至退休都未能成功竞聘到编制内的相应岗位，那么在其退休后，其待遇及技术职称的评定将严格按照主管部门所核定的相关标准执行，以确保竞争公平公正与管理规范。

4. 关于人员聘用的过渡管理：在首次设岗后，对于现有人员的聘用过渡，医院根据三定方案明确了行政后勤管理岗位的人员配置，并核定了相应的职员

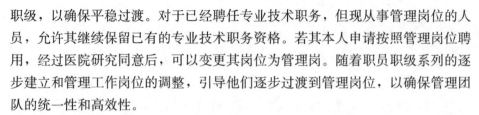

职级，以确保平稳过渡。对于已经聘任专业技术职务，但现从事管理岗位的人员，允许其继续保留已有的专业技术职务资格。若其本人申请按照管理岗位聘用，经过医院研究同意后，可以变更其岗位为管理岗。随着职员职级系列的逐步建立和管理工作岗位的调整，引导他们逐步过渡到管理岗位，以确保管理团队的统一性和高效性。

5. 关于内聘人员的考核管理：对于管理周期内未能达到考核标准的人员，将依据制度规定进行逐级调整，降低其岗位等级。

二、小结与展望

对于县级医院而言，建立科学公正的晋升管理体系至关重要。它不仅能够激励职工积极进取，提升个人职业素养，增强其工作满意度和归属感，还能通过选拔优秀人才优化医院人才结构，提高医院整体工作效率和服务质量，为医院的长期发展提供有力保障。同时，这一体系有效激发了医院内部的竞争活力，形成了积极向上的工作氛围。此外，完善晋升管理体系也是提升医院管理水平和综合实力的关键举措，有助于为患者提供更优质、更高效的医疗服务。

未来，医院应该继续优化晋升管理体系建设，秉持"以人为本"的管理理念，全面提升晋升管理体系的效能，确保医院的可持续发展和职工的个人成长同步。

主要参考文献

［1］李安琪. 浅谈公立医院专业技术职称与人才管理工作［J］. 经营管理者，2015（4Z）：1.

［2］李厚颖，温小玲，钟嘉莉，等. 基于分工的公立医院专业技术岗位设置与实施［J］. 中国医院管理，2018，38（2）：47－49.

［3］肖本雷，唐彰先，张洁. 基于岗位设置的公立医院职称聘任现状研究［J］. 江苏卫生事业管理，2020，31（10）：2.

［4］刘茜. 公立医院专业技术职称与人才管理工作的研究［J］. 大众商务：上半月，2021（9）：287.

［5］陈铭航. 浅谈公立医院专业技术人员职称管理现状及对策［J］. 品牌研究，2022（28）：63－66.

（黄桂蓉）

第九节　创新奖评选

党的二十大报告指出，必须坚持创新，创新才能把握时代、引领时代。公立医院作为人民健康福祉的重要保障机构，更需让创新思维贯穿于各项工作，为患者提供更多高效优质的医疗服务，为社会贡献更多的健康力量。

结合医院创新工作开展不够深入的实情，金堂县第一人民医院在全院开展了即时奖励评选工作，旨在充分激发医院创新思维，营造浓厚的创新工作氛围。

一、工作措施

（一）制度建设

为确保创新评选工作常态化开展，医院制定了《金堂县第一人民医院即时奖励评选实施办法》，详细规定了创新工作评选的实施细则、激励措施等事宜。通过建立即时奖励评选实施办法，为创新项目的申报与评选提供了明确的规范和准则，保障评选过程高效有序，为全院职工种下了创新思维的种子，并扩散形成了医院独特的创新文化。

（二）创新项目的要义

评选工作中的"创新"是指职工个人或科室在传承医院"情重技精、求实创新"院训的核心要义中，在临床医技、行政管理和后勤管理等方面进行的微小改变。根据创新的程度，即时奖励项目评选分为两类：个人或科室内微小的改变被定义为"金萤奖"，两个及以上科室联合申报且有显著提升、改变和创新的项目被定义为"金创奖"。

（三）工作保障

1. 组织保障：为保障即时奖励评选工作顺利开展，医院将即时奖励评选领导小组办公室设在党委办公室，同时设有专人负责评选具体工作。

2. 评选频次：即时奖励评选工作为每季度一次，目的是维持医院创新工作的长期氛围。

3. 申报方法：有意愿申报即时奖励的职工将申报书填写好后按时交至评选领导小组办公室。评选领导小组办公室初筛申报项目后，分别送到医务部、护理部、科教与学科建设部、纪检监察室进行否决性资格审查，审查申报项目是否具有创新性、适用性，是否存在伦理问题，以及是否已在即时奖励评选工

25

作中获奖等事宜。

4. 项目评选方式：项目评选分为三部分，对项目创新性、可操作性、成效性等方面打分。一是评选领导小组评审，占总分的45％；二是专家评审，占总分的45％；三是网络评审，通过医院官方微信公众号发布投票链接，由社会大众打分，医院信息与互联网医院管理部进行后台监管，防止商业刷票，网络评审占总分的10％。

5. 表彰方式："金萤奖"和"金创奖"获奖项目比例分别为参评项目的60％和40％，奖励面广，按照一定比例分设一、二、三等奖及优秀奖，发放相应的奖励，除物质奖励外，还通过医院官方微信公众号、公告栏、海报等方式进行宣传推广，同时在当月党员干部大会上进行表彰。以上表彰方式能有效提升参评职工的成就感，激发更多职工参与创新工作。

6. 后效评价：为了使获奖项目能达到更好的后续效果，经医院研究决定，获奖项目在12个月以内，提供项目相关的院内外推广、持续创新、获得专利、发表文章等方面成效的印证材料，经评选领导小组审查符合后效奖励要求后进行第二次奖励。后效评价的主要目的在于确保和激励创新的做法在评选后仍能持续运用，使其更好地服务群众。

二、小结与展望

自即时奖励评选工作开展以来，创新成果被广泛运用于医院各科室，为患者和职工提供了更加优质、便捷的服务。例如，由康复医学科申报的"暖心敷药贴"项目，设计了"半升起太阳（提示早上服药）""圆太阳（提示中午服药）""月亮（提示晚上服药）"图案的口服药贴纸，当药盒贴上这些贴纸后，部分文化水平较低、记忆力差、无陪护、基础病多且用药种类复杂的老年患者通过看贴纸就能轻松知晓服药时间，有效减少了老年患者用药错误的问题，提升了患者满意度。

医院即时奖励评选工作实施一年多来，通过建立健全相关制度，保障了职工参与创新工作的各项权益。通过每季度的评选以及后效评价，持续激发职工的创新行为，使得创新成果真正落地，医院创新氛围逐渐形成。为持续高质量地推进即时奖励评选工作，促进更多职工参与到创新项目的评选中来，金堂县第一人民医院将继续扩大活动宣传和奖励范围，持续关注项目的后期运用情况，更好地满足患者的各类需求，提升患者的就医体验。

主要参考文献

［1］李岩，蔡茂盛. 公立医院党建工作创新实践［J］. 办公室业务，2022

（14）：60－62.

［2］习近平. 高举中国特色社会主义伟大旗帜为全面建设社会主义现代化国家而团结奋斗：在中国共产党第二十次全国代表大会上的报告［M］. 北京：人民出版社，2022.

［3］周黎黎. 新形势下公立医院共青团工作模式创新实践和思考研究［J］. 中国军转民，2024（10）：87－89.

［4］蒋歆昶，田会芬，范兴兴，等. 地市级三级公立医院在创新科研管理中的实践探索［J］. 中国医疗管理科学，2022，12（4）：39－43.

［5］吴文伟，彭骏，杨成哲. 惟创新者进　惟创新者强　惟创新者胜——学习贯彻习近平总书记考察山河智能重要讲话精神［J］. 湖南省社会主义学院学报，2020，21（6）：31－32.

（张　静）

第十节　健康传播新模式

在科技快速发展和媒体环境多元化的背景下，人们获取知识的渠道更加宽广，传统的宣传方式已难以满足现代社会的需求。多样化的媒介形态和媒体平台为公立医院宣传工作带来前所未有的机遇，但也带来巨大挑战。《健康中国行动（2019—2030年）》提出了15个重大专项行动，其中第一项是实施健康知识普及行动。同年，四川省人民政府发布了《关于推进健康四川行动的实施意见》，要求实施健康知识普及行动，构建健康科普知识发布和传播机制。

传统的传播方式存在很大的局限性。既往的健康科普以转载为主，这种方式既不能很好地契合当地区域疾病的特点，也不能体现医院专科特长。科普以文字为主，大多是照本宣科的说教，内容枯燥，文字生涩，可读性不强。受文化程度影响，基层群众对医学专业知识的理解、吸收能力相对较弱。

围绕医疗中心任务，金堂县第一人民医院积极探索健康传播的多样化手段，拓展全面而立体的宣传渠道。

一、工作措施

（一）强化科普来源

医院制定并完善相关制度，出台了一系列奖励措施，建立科普作品报送奖励机制；将科普作品发表情况作为年终评优评先及"十佳医师"评选等的重要参考依据；参照职称评聘要求，将发表原创科普文章纳入医务人员职称晋升条件，充分调动医务人员科普创作的积极性。

（二）优化科普文案

好的文案能激发公众的阅读兴趣，吸引受众眼球。医院通过多种方式提升科普文案的可读性。一是美化微信排版，提升科普文章的美观度；二是简化科普内容，增加科普文章的通俗性；三是巧用方言热词，强化科普文章的趣味性。以上方式既能有效激发群众阅读兴趣，传播健康知识，也有助于打造好公众号这个医院与公众交流的平台。

（三）创新视频科普

对于创新视频科普工作，医院主要从三个方面着手：一是在科普视频中融入日常故事，拍摄贴近生活的视频，引起群众的共鸣，让科普视频更有看点。二是紧扣群众关注的时事话题拍摄视频，提升群众的关注度和参与度，让科普视频更有亮点。三是将健康知识改编为歌词，搭配群众耳熟能详的音乐，并巧用舞蹈等表现形式，让科普视频更有记忆点。

（四）拓宽传播渠道

根据 2023 年 AppGrowing 对重点媒体的用户画像分析，QQ、小红书的用户年龄集中于 25 岁及以下，微信、抖音的用户年龄集中于 26~35 岁，小红书女性用户比例高达 61.88%，微信用户三线及以下城市占比过半。因此，医院先后开通视频号、抖音、小红书等新媒体平台，在努力构建全媒体矩阵的同时，结合区域人群特点，有所侧重地进行平台打造，并且注重不同平台的内容匹配，根据用户特征进行有针对性的传播。自 2023 年 3 月起，医院每月开展"金医健康大讲堂"直播，医院资深专家在线进行健康知识宣教、互动答疑，大大降低了健康传播成本，提高了健康知识传播的效果。

二、小结与展望

通过这些创新，近年来，医院打造了一系列爆款科普作品。其中《劲爆八段锦》在短短数周内突破两百万浏览量，得到了国家卫生健康委员会、四川省卫生健康委员会的表扬和肯定，被国内一百多家媒体争相报道，获评《健康报》"第二季寻找卫生行业宣传创新案例活动"年度品牌活动优秀案例；《防疫土味"rap"秀》获《健康报》年度品牌活动最佳案例奖、成都市健康科普知识传播技能竞赛视频类二等奖，在丁香园、中国生命关怀协会人文建设专委会主办的最美逆行者·优秀案例征集评选活动中获最佳创作影片奖；《听大熊猫讲食品安全》获四川省首届食品安全科普作品创作大赛二等奖；《爱国卫生月》

获第三届华西健康科普大赛一等奖等。以上作品在提升群众健康素养水平的同时，也提高了医院的品牌影响力和美誉度。医院健康传播影响力明显增强，2023年，医院的微信影响力在四川省178家三级医院中排名第33名。

随着人工智能的不断发展，数字技术广泛应用于卫生健康服务。未来，医院将充分借鉴人工智能（如"数字人"）在医疗行业各个领域应用的成功经验，将人工智能与健康传播深度融合，为群众提供更加便捷、可及的健康教育服务。

同时，为了满足群众日益增长的医疗需求和提升医疗服务质量的迫切需求，医院还将依托"互联网＋医疗健康"新模式，在医院现有信息化平台基础上，进一步加强科室矩阵建设和互联网医院建设，让群众随时随地轻松接收健康资讯。

主要参考文献

［1］刘蓬然，霍彤彤，陆林，等. 人工智能在医学中的应用现状与展望［J］. 中华医学杂志，2021，101（44）：3677－3683.

［2］李杨，杜雷雷，许飞，等. 大数据与人工智能在医学领域的应用进展［J］. 协和医学杂志，2023，14（1）：184－189.

［3］弓孟春，陆亮. 医学大数据研究进展及应用前景［J］. 医学信息学杂志，2016，37（2）：9－15.

［4］叶清，刘迅，周晓梅，等. 健康医疗大数据应用存在的问题及对策探讨［J］. 中国医院管理，2022，42（1）：83－85.

［5］陈曙光，朱敏. 全媒体视域下的医院精准健康传播新模式［J］. 江苏卫生事业管理，2020，31（9）：1231－1233.

（刘安妮）

第十一节　多形式文化宣传

医院文化是社会主义文化的重要组成部分，也是医院长期发展过程中形成的理念和精神体现。在新时代努力建设社会主义文化强国的大背景下，文化建设和输出，对推动公立医院高质量发展具有重要作用，能有效发挥导向功能，强化激励作用，增强社会效应。如何结合医院的特性，将医院文化有效宣传和输出将是医院需要思考的问题。

一、工作措施

目前，公立医院在文化建设的过程中存在一定程度的形式单一、创新力度不足、共鸣点需要进一步挖掘等问题。针对这些困境，金堂县第一人民医院着力从以下三个方面破局。

（一）物质文化方面

医院的物质文化是指医院的环境状况和各种以物质形态体现出的文化形式。它不仅是医院形象的直观展示，也是医院文化的重要组成部分。医院设定全院统一的整体色调、规范全院的标识系统、制作展示医院文化的院徽、设计制作医院文化墙等，为患者打造温馨、美观的就医环境，为职工提供轻松、舒适的工作环境。

文创产品的制作也是医院文化输出的一项重要举措。医院积极探索，将医疗服务与文化创意相结合，推出一系列包含医院元素的文创产品。这些文创产品既展现了医院的品牌形象，又融入了艺术、设计等元素，同时兼具实用性，以更直观、形象的方式向社会传达医院品牌形象和价值理念。

（二）行为文化方面

医院的行为文化是指医院在日常运营、管理和服务过程中所展现出的行为规范和价值观念。它是医院文化的动态表现，通过医院职工的行为举止、服务态度、医患互动等方面呈现。

医院重点输出的行为文化包括"家文化""共情文化""学习文化""创新文化"等。医院通过定期开展职工文体活动，践行"家文化"；举办"患者体验日""医院开放日"等活动，传播医患"共情文化"；建设读书角，定期举办"金医大讲堂"，营造"学习文化"；设置"金创奖""金萤奖"，打造"创新文化"。

医院以行为准则为抓手、以凝聚共识为目标制定了"文化九条"，对职工从医教研管、意识形态、个人素养、患者服务等方面进行规范，通过职工在日常工作中所展现出的专业素养、职业道德和团队协作精神，提升患者对医院的良好印象和信任度。

此外，医院还积极树立先进模范典型，在"5·12"国际护士节、"7·1"建党节、"8·19"中国医师节等重要节日开展各种评先评优活动，对先进典型事迹进行多平台宣传，营造良好的干事创业氛围，提升医院美誉度。

（三）精神文化方面

医院精神文化是医院在长期发展过程中形成的共同价值观念和文化理念，

它是医院文化的灵魂和核心。

医院在发展历程中凝结出了"情重技精、求实创新"的院训，以及"以人为本、服务至上、人才兴院、文化铸院"的服务理念，由此引导职工树立正确的价值观念和行为准则。这些价值观念和行为准则不仅体现了医院的使命和宗旨，也激发了职工的责任感和使命感，使职工在工作中始终保持高度的热情和专注。

院史馆、宣传片等是精神文化的重要载体，在文化传播方面发挥着重要作用。这些载体可以集中展示医院的硬件设施、专业技术、优质服务和社会责任，让大众能够深刻感受到医院的专业与温暖，增强对医院的信任感。这些载体是医院文化传播的重要工具，也是吸引患者、提升品牌形象的重要途径。医院还将宣传片设置为官方电话来电彩铃，利用每一次来电的时机，加深来电者对医院的印象，使医院品牌形象更加鲜明。

院歌作为医院文化符号，既体现了医院对患者的关爱和守护，也展示了医院职工的团结奋斗精神，传达了医院的核心价值观和精神追求。院歌的制作和发布，既能激发医院职工的归属感和自豪感，增强团队的凝聚力和向心力，又能为医院的文化建设和对外宣传注入新的活力。

二、小结与展望

（一）提升患者满意度

医院文化建设强调"以患者为中心"的宗旨，彰显"敬佑生命、救死扶伤、甘于奉献、大爱无疆"的职业精神。通过多渠道的文化输出，打造了温馨、优质的就医环境，让群众切实感受到医疗服务的温度，从而拉近医患关系，提升了医院的社会认同感和患者满意度。在此基础上，患者就诊率和复诊率持续提升。

（二）增强职工凝聚力

通过持续有效的文化输出，形成了全院上下统一的价值体系，增强了职工的凝聚力、向心力、归属感和职业自豪感，形成了良好的工作氛围，进而激发职工的工作热情和工作动力，使其提升技术水平和服务质量，为医院高质量发展积蓄力量。

（三）提升医院美誉度

有效的文化输出展示了医院的技术水平、服务能力、学科发展、成果荣誉等，提升了医院的整体形象、知名度和声誉。良好的社会形象也有助于医院与其他社会机构的合作，共同推进医疗服务的改善，促进卫生健康事业的发展。

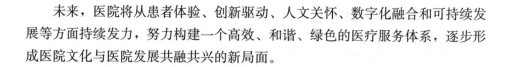

未来，医院将从患者体验、创新驱动、人文关怀、数字化融合和可持续发展等方面持续发力，努力构建一个高效、和谐、绿色的医疗服务体系，逐步形成医院文化与医院发展共融共兴的新局面。

主要参考文献

［1］张华，郭丽华. 论医院文化在公立医院改革发展中的价值［J］. 卫生经济研究，2020（5）：69−71.

［2］吴玉桥. 公立医院改革背景下医院文化建设的方向探析［J］. 中国医学人文，2021（15）：12−15.

［3］刘利娜. 医院文化建设中社会主义核心价值观的践行［J］. 中国卫生产业，2018，15（2）：197−198.

［4］杨风，伍曦，朱俊敏. 文化品牌促进公立医院高质量发展策略探析［J］. 中国医院，2023，27（3）：72−74.

［5］朱丽丹，常乾坤. 把握新时代医院文化建设发展趋势与要点的思考［J］. 现代医院，2023，23（3）：381−383，387.

（卓晓建）

第十二节　金医大讲堂

在现代医院管理中，持续教育和学术交流对于促进医院可持续发展、满足公众日益增长的健康需求至关重要。

金堂县第一人民医院为职工搭建了一个定期交流的平台，旨在营造良好的学习氛围，规范学习行为。该平台由科教与学科建设部牵头，每周定期举办一次讲座，邀请院内外专家授课，向全院职工开放。此学习平台以"能力提升和人才培养"为目的，被命名为"金医大讲堂"，现已成为深受职工喜爱的学习品牌。以下是具体的实施情况。

一、工作措施

（一）目标制定

为了将"金医大讲堂"打造为全员、全职业生涯常规参与的学习平台，激励优秀职工积极分享，医院设立了学分制目标考核及其应用规则。为了满足不同层次人员的学习需求，医院制定了两种学分标准：普通职工每年完成60学分，中层及以上干部、高级职称人员、研究生以及管理后备人才每年完成100学分。

（二）过程管理

1. 固定开课时间：针对临床、医技等科室职工业务繁忙、工作时间不固定的情况，为便于职工灵活调整参与时间，确保学习活动的规范进行和高效管理，医院通过问卷调查和下科室收集意见的方式，最终确定"金医大讲堂"的开课时间为每周三下午的固定时段，每场时长约为1小时。完成培训的学员和讲师将获得相应的学分。

2. 优化学分查询与推送：科教与学科建设部开发了个人学分查询系统，每月主动向全院职工推送学分情况及与目标分数的差距，以增强透明度和监督力度。职工可通过输入工号查询学分完成进度，享受更便捷、更个性化的服务。进入每年11月，科教与学科建设部还会再次提醒职工完成相应的学习要求。

3. 严格执行考勤制度：为确保会场签到人员的真实有效性，医院利用OA系统的动态二维码扫码加上定位功能进行签到，有效避免了未到场人员的远程签到。同时，不定时、不定期地对签到人员进行抽查，通过集体拍照并进行人脸识别来验证出勤情况。如果发现签到成功但实际未在场者，将扣除其所有已修学分并重新累计。这一举措有效保证了"金医大讲堂"签到的严肃性。

（三）持续优化与反馈

为了保证"金医大讲堂"课程的质量和持续优化，医院建立了评价和反馈机制。通过课后扫描二维码即时评价讲师和定期下科室收集反馈意见，医院能够及时了解课程质量和教学效果，并根据反馈结果调整课程设置和教学方法。

医院鼓励内部职工自主报名讲课，不限制课程的具体内容，以保证课程内容的多样性，仅要求课程内容适合跨科室共同学习，确保其实用性。同时，医院还邀请院外行业专家授课，并联合金堂县医学会开展专题讲座，根据反馈结果动态调整课程以更好地适应全院人员的学习需求。例如，在2023年，全年开展的所有课程中，临床类课程占比60%，科研类课程占比13.3%，管理类课程占比26.7%。

为了进一步优化学习体验，医院录制了讲师课程，既可供讲师回顾自己的课堂表现以提升个人授课能力，又可将获得授权的视频上传至内部网络，供职工在线学习。

（四）奖惩措施

为了激发职工的学习热情，医院制定了以下奖惩措施：

1. 根据课后讲师评价分数评选季度和年度优秀讲师，给予季度奖励和年终优秀个人奖励。

2. 根据个人获取学分的数量和科室人均获取学分的数量，每年评选"学习标兵"和"学习标兵团队"，并给予奖励。

3. 对于未完成规定学分的职工，原则上取消年度评优评先资格，取消第二年度外出学习资格和学术任职申请资格。

4. 对于专项学分合格率低于90％的科室，取消其年度评优评先资格。

二、小结与展望

通过积极的引导与宣传推广，"金医大讲堂"已经逐步发展为医院内部重要的知识交流与经验分享平台，同时也是科室展示新技术、新项目的窗口。这不仅有效提升了职工的学习意识与参与热情，还显著增强了院内的学术氛围。通过这一系列综合措施，医院为职工提供了宝贵的学习机会，培养了一大批优秀的讲师，为医院的长远发展注入了持续的动力。未来，"金医大讲堂"将不断提升课程质量，为医院职工和同行提供线上的授课视频学习资源。

主要参考文献

[1] 刘清原，邹登峰，龙芊宏，等. 学术交流平台对研究生创新能力培养的探索 [J]. 科技创新导报，2021，18（1）：194−196.

[2] 林锦标. 创建学习型医院的实践 [J]. 解放军医院管理杂志，2010，17（12）：1118，1121.

[3] 陈方. 建设医院学习型组织塑造医院文化 [J]. 继续医学教育，2017，31（4）：76−77.

[4] 陈洁. 医院团队性激励、组织支持感与知识共享关系的质性研究 [J]. 中国卫生事业管理，2014，31（3）：181−185，211.

[5] 姚海斌，崔永平. 关于激励机制在医院管理中应用的探讨 [J]. 中国药物与临床，2021，21（11）：1975−1976.

（袁　巧）

第二章 医疗质量与安全

第一节 一站式服务中心建设

以习近平新时代中国特色社会主义思想为引领，深入贯彻党的各项决策部署，把人民健康放在优先发展的战略位置，以推动医疗卫生服务高质量发展为主题，不断增强人民群众获得感、幸福感。医疗机构在致力于为患者提供更为优质、高效且便捷的服务的过程中，始终面临着一系列挑战，特别是在解决广大民众普遍关心的问题方面，县级医院面临的挑战尤为显著。

鉴于县级医院普遍存在的服务点分散、服务不够快捷等问题，为了更加有效地应对并解决这些问题，金堂县第一人民医院率先成立一站式服务中心，以优化服务流程，提升患者就医体验。

一、工作措施

1. 组建专业团队：在医院引导和门诊部的努力下，成立一支由专业人员组成的团队。

2. 制定规章制度：为建立健全管理体系，根据不同岗位制定相应的岗位职责及规章制度。确保工作的高效执行，减少混乱和冲突，增强职工的责任感和积极性。

3. 开展培训和指导：在确定了一站式服务中心的服务内容后，相应科室就整合的服务内容对门诊部的工作人员进行系统培训。团队定期进行培训和评估，以确保始终为患者提供高质量的医疗服务。

4. 监督管理：由门诊部对一站式服务中心的运营过程进行监督管理，及时发现问题并采取相应措施改进，确保一站式服务中心能够持续稳定地运行。

5. 一站式服务中心的服务内容：一站式服务中心有许多创新型工作，其中的亮点工作如下。

1）集中审核与盖章：县级医疗机构普遍存在印章管理不统一、流程不便捷的问题。一站式服务中心集中审核与盖章的创新策略：①通过优化流程，整合资源，减少患者在各个部门之间奔波的时间，让患者享受到更加快捷的服务。②统一证明文件开具标准，在遵循开具标准的基础上，注重证明的准确性和完整性，确保每一份证明都能真实反映事实，满足各方需求。③引入信息化管理系统，提高办事效率，缩短患者等待时间。

2）麻醉药品专用卡办理：一站式服务中心整合了 18 项服务内容，其中最主要的一项就是整合麻醉药品专用卡办理服务。整合之前，麻醉药品专用卡的办理相对烦琐，患者首先需要在门诊一楼完成身份证复印及病情证明的办理工作，然后再前往医务部进行正式的麻醉药品专用卡申请。这样的办理流程不仅耗时耗力，还增加了患者的负担，尤其是在病情较为严重或行动不便的情况下，更是给患者带来了极大的不便。为了改变这一现状，一站式服务中心整合这项服务内容，患者在一站式服务中心即可完成从资料准备到申请办理的全部流程。此外，工作人员还为患者提供详细的办理指导和建议，推广宣传麻醉药品使用的相关知识和规定，提高患者对麻醉药品使用的认识和重视程度。通过加强宣传教育，患者能够更好地了解麻醉药品的使用方法和注意事项，从而确保在使用过程中的安全与合规性。

3）特殊门诊患者信息服务：此项服务旨在解决特殊门诊患者线上预约挂号后仍需线下排队获取病种信息的问题。调研发现，特殊门诊患者需定期到医院复诊进行特殊慢性疾病的治疗，为了缩短等待时间，患者会采取网上预约挂号的方式，但目前微信挂号不能获取病种，故患者到院后仍需要到挂号窗口排队刷社保卡获取特殊门诊病种，从而导致挂号窗口"排长队"，患者到院后等待时间延长。一站式服务中心进行了为期一周的特殊门诊患者获取病种服务需求量的调研工作，信息、硬件设施准备及人员培训工作，通过优化流程、整合功能、拓展服务内容、深化服务内涵，让患者就近能办、少跑快办，从而缩短了患者的等待时间，减少患者在门诊大厅的聚集。

二、小结与展望

继续做好一站式服务，护航"医"路便捷。医院将继续以患者需求为导向，实现一窗通办、一岗多能、服务多元化的服务模式，借助信息化对工作流程进行优化，真正实现"让数据多跑路，让患者少跑路"。相信一站式服务中心的不断完善和优化，将会为患者带来更多实实在在的便利，促进医院高质量发展。

主要参考文献

［1］李劲松，包清，徐卫国. 公立医院一站式便民服务中心建设及实践［J］.

中国医院管理，2009，29（9）：51—52.

[2] 张跃静，张志军，黄娇，等. 一站式服务中心应用于医院门诊服务中的研究进展 [J]. 中国卫生产业，2021，18（26）：191—194.

[3] 谢惠琼. 探索在门诊实施优质护理服务的形式 [J]. 全科护理，2012，10（24）：2289—2290.

[4] 曹新建，申晶莺，陈建红，等. 一站式服务中心在便民服务中的实施与探索 [J]. 中国卫生产业，2023，20（5）：244—247.

[5] 夏燕静，费金华，张瑶琴. 门诊"一站式服务中心"的实践与体会 [J]. 临床医学工程，2011，18（9）：1471—1472.

（蒋海燕）

第二节　门诊安全机制构建

患者安全是全球共同关注的热点。对患者安全问题的探索最早源于美国对麻醉安全的研究。美国医学研究所（Institute of Medicine，IOM）1999 年发表著名报告"To Err Is Human：Building A Safer Health System"，引起全球对患者安全问题的广泛关注。在我国，《患者安全专项行动方案（2023—2025年)》《手术质量安全提升行动方案（2023—2025 年）》等文件都强调了医疗安全的重要性。新医改政策的总体要求是以患者为中心，以改善人民群众看病就医感受为出发点，保障患者安全。因此，加强患者安全文化建设不仅有助于提升医疗质量，更有利于改善医务人员对待患者安全的态度和价值取向，为患者提供更加安全、有效的医疗服务。

金堂县第一人民医院在此背景下，以就医人群的需求为宗旨，积极采取措施，强化门诊安全机制，构建患者安全文化，为患者提供安全、高效的医疗服务。

一、工作措施

（一）文化引领的重要作用

医院文化是一种医院管理思想，是医院的底蕴和灵魂，是医院在长期发展实践中形成的核心价值观，贯穿于全体职工的理念、思维、语言和行为。医疗的核心是安全，医院安全文化是将文化的所有内涵向以安全为目的的方向推进的一种统一的组织行为，以及机构内所有人员对待安全的共同态度、信仰和价值趋向。医院有效的安全文化可以最大限度地降低医疗不良事件的发生率。这种安全文化可以向社会公开承诺，并付诸每天的实践当中。我国已将其纳入医院评审及医院的安全目标管理。

（二）强化门诊安全机制，营造门诊患者安全文化氛围

1. 加强患者安全文化知识培训：患者安全文化知识培训针对医务人员、第三方工作人员和就医人群三个层面。该培训旨在改善医务人员自我管理行为，提高医疗服务质量；强化保洁保卫人员的服务意识，维护门诊就医环境的整洁、设施的完好和秩序的安全；增强就医人群对患者安全文化的了解和参与门诊就医管理积极性，缩小就医人群对医疗服务的认知与医疗服务提供者认知之间的差距，形成有效的医患双向沟通渠道，共同营造良好的患者安全文化氛围。

1）对医务人员进行患者安全培训，培训内容包括安全文化内容、服务礼仪、沟通技巧、信息安全、相关诊疗流程等，培养"以患者为中心"的服务意识；进行突发应急预案演练，提高评判性思维能力和风险预控能力；进行安全警示教育，增强对患者安全文化的认知和自觉行为；同时，关注医务人员自身安全和心理调节，成立以医院心理咨询专家为主导的工作人员心理调节小组，定期开展讲座和互动活动，排解工作压力。

2）加强对门诊部物业保洁、保安人员的培训及督查。侧重卫生常识和院感知识、门诊诊疗分布、医疗垃圾、危急状况的应对等，增强安全服务意识，培养主人翁意识和全心全意为患者服务的意识，保障患者安全。

3）多途径宣传医院安全文化，加强就医人群的教育引导作用。利用宣传栏和电子显示屏，加大患者安全文化的宣传，在倡导良好的医德医风文化的同时，积极倡导良好的"患德患风"文化，倡导患者积极配合诊疗活动，医患双方共同构建和谐医患关系，共创良好的就医安全环境。

2. 规范制度，优化流程，完善门诊应急预警平台。制度的科学化、流程的人性化和服务的细致化是门诊管理的核心。在充分调研和了解专家门诊、医技科室和不同类别医务人员后，对门诊量、就医人群信息进行分类统计和分析，以需求为导向，应用 PDCA 循环进行门诊质量持续改进。

3. 强化巡视管理，建立多部门沟通协调机制。门诊部成立门诊质量安全巡查小组，对各科室在诊疗规范、手卫生、门诊医师考勤、环境卫生等方面加大检查力度，加强门诊设施完善性等安全隐患方面的巡查，定期召开多部门沟通会，形成畅通的沟通协调机制，更好地对门诊资源进行动态化管理，提高工作效率。

4. 随着医院医疗规模扩大，自动扶梯因其运行效率高及使用便捷成为门诊楼中重要的交通设施。对于保障乘梯安全、缩短患者就诊时间和提高医务人员工作效率而言，自动扶梯的管理具有重要意义。但是在实际运用中，有关知识缺乏、使用方法不当和管理粗放等，易导致患者跌倒等不良事件。鉴于此，医院可结合实际情况，对门诊楼自动扶梯进行升级换代。首先，细化自动扶梯监管职责，建立自动扶梯岗位责任制，广泛宣传安全乘梯知识。其次，引导患者文明乘梯，不要在自动扶梯上行走、奔跑、嬉戏打闹，设置安全文明提示。再次，设置志愿者服务岗，协助老、弱、残、孕等行动不便的患者使用无障碍电梯通道。最后，优化就医路径，改善乘梯情况。根据门诊量，调整自动扶梯的上下行与运行时间，同时最大限度地发挥直梯的功能，改变直梯的停靠模式，多种路径引导人员通行，降低自动扶梯工作负荷。

5. 建立门诊非惩罚性不良事件上报系统，明确任何在门诊运行过程中已经或潜在影响患者的诊疗安全、增加患者的痛苦和负担的风险因素，以及影响门诊工作正常运行和工作人员人身安全的因素和事件均为报告内容，加强医务人员对不良事件上报重要性的认识，鼓励及时规范上报不良事件，定期对不良事件或安全隐患进行分析，及时发现问题，促进门诊安全管理不断改进。

二、小结与展望

总之，门诊是医院面向社会的第一窗口，患者安全是医疗品质的基石，是医院安全文化的具体体现。金堂县第一人民医院通过强化门诊安全机制、构建患者安全文化，提高了门诊医疗质量和整体服务水平，树立了医院的品牌形象，为更多患者提供了安全、高效的医疗服务。

主要参考文献

[1] 穆金梅，许春梅，李媛媛，等. 风险评估体系的建立对门诊安全管理的干预价值及患者满意度分析 [J]. 中外女性健康研究，2023 (3)：248－250.

[2] 镡秋彧，陈冰，李玲玲. 风险等级评估表在门诊病人安全管理中的应用效果分析 [J]. 医药前沿，2021，11 (32)：134－135.

[3] 肖华丽，周金艳，屈梅香，等. 门诊患者突发意外事件应急防御安全指标体系构建 [J]. 中国卫生质量管理，2023，30 (1)：21－25.

[4] 张曼华，罗军，张清标，等. 安全预警管理制度构建对医院门诊医疗质量及医疗纠纷发生率的影响 [J]. 中国卫生产业，2023，20（8）：94－96，112.

［5］包满珍，任娟，李媛，等. 基于 JCI 标准的门诊患者护理安全管理［J］. 现代养生：上半月，2022，22（7）：1122-1124.

（罗　予）

第三节　疑难疾病多学科联合诊疗模式构建

疑难疾病多学科联合诊疗是一种多个学科的专家共同为患者制订整体化、个性化的治疗方案的诊疗模式。这种模式可以避免单一学科专家在疾病认识过程中的片面性，促进各学科之间的融合，使其在技术检查、治疗方法、治疗理念上达成共识，从而提高疾病的治疗效果。《进一步改善医疗服务行动计划（2018—2020 年）》明确提出创新医疗服务模式，形成多学科联合的新时代医疗服务格局，要求医院开设多学科诊疗门诊，为患者提供"一站式"诊疗服务。《关于推动公立医院高质量发展的意见》中提出推进医疗服务模式创新，推广多学科诊疗模式。

金堂县第一人民医院于 2021 年正式启动多学科联合诊疗（Multi-disciplinary Team，MDT）工作，通过探索，实现"从无到有"的转变并不断优化更新。

一、工作措施

医院采用"先线上再线下"的形式推动开展 MDT 工作。在最初的起步阶段，以肺结节 MDT 为抓手，组建包含健康管理中心、肿瘤科、呼吸与危重症医学科、放射科等部门的线上信息交流微信群，开展线上结果咨询、诊疗建议、诊疗方案初步协商，培养 MDT 团队，积累了丰富的肺结节多学科诊疗经验，为线下多学科诊疗打下坚实的基础。

2021 年 12 月，由肿瘤科牵头，呼吸与危重症医学科、放射科参与的肺结节 MDT 线下门诊正式开诊，标志着医院 MDT 工作从线上发展到线下，为 MDT 工作发展在制度、流程上进一步积累经验。经过不断地探索、优化，截至 2024 年 5 月，医院已开展骨质疏松、眩晕、糖尿病足等多个病种的 MDT，为患者提供更加科学、合理的多学科诊疗服务，为提升患者就医体验打开新局面。

"三定"（定病种、定团队、定时间）多学科诊疗服务能够满足患者特定病种治疗需求，但部分患者仍然存在疾病诊断困境，因此，医院创新性制定门诊疑难病例救治机制，为有疑难疾病诊断需求的患者个体化定制门诊 MDT 流程。患者根据需求提出申请，一站式服务中心筛查、登记并进行预约，开展"非三定"MDT 服务，进一步拓展 MDT 的内涵，更好地满足患者疾病诊治需求。

在 MDT 孵化过程中，专家团队坐诊时间是需要特别规划的细节，因就医意识及观念的影响，申请 MDT 的毕竟是少数患者，因此坐诊时间应该基于工作实际结合信息化门诊排程进行预约管理，以达到患者就医和专家团队坐诊的时间平衡。同时，MDT 收费是一个特别需要考虑的问题，由于经济发展水平不一，在符合国家政策要求的情况下，可以考虑以下 MDT 收费模式：①结合当地卫生行政部门的相关要求对 MDT 进行收费；②结合当地经济情况和患者经济能力，实行法定项目组合定价；③特需医疗服务收费备案。

二、小结与展望

医院目前虽已实现常态化开展 MDT，但就医患者偏少，仍然有较大的发展空间，未来还需从以下方面着手：首先根据自身实际与发展需要，动态优化 MDT 病种，完善医疗服务流程；其次推动工作向前发展，积极探索在远程医疗等方面的服务；最后注重宣传，结合线下区域规划，依托医院官网等多种信息化推广渠道，以典型案例推文为载体，加强 MDT 团队、病种、就医流程及门诊疑难病例预约机制的宣传，扩大影响力，提升服务能力。

MDT 建设要始终坚持以患者为中心、以疾病为链条，适应患者需求，整合优质资源，打破学科界限，提高疑难疾病诊治能力和技术力量，实现患者利益最大化。

主要参考文献

［1］王子莲. 中山大学附属第一医院："互联网＋医疗"助力帮扶"零距离"［J］. 中国卫生，2023（8）：38－39.

［2］梁廷波. 浙江大学医学院附属第一医院：多学科会诊一站式解难题［J］. 中国卫生，2023（8）：66－67.

［3］康德智. 福建医科大学附属第一医院：完善多学科诊疗提供一站式服务［J］. 中国卫生，2023（8）：78－79.

［4］樊嘉. 复旦大学附属中山医院：多学科协作为患者保驾护航［J］. 中国卫生，2023（8）：28－29.

［5］李正赤. 四川大学华西医院：专病中心实现"按病择医"［J］. 中国卫生，2023（8）：40－41.

（王 芹）

第四节　县级医院日间手术开展

日间手术指患者入院、手术和出院在一个工作日（24 小时）内完成的手术，不含门诊手术、特殊患者 48 小时内延时出院。《国务院办公厅关于印发"十四五"国民健康规划的通知》中明确提出，推动三级医院日间手术等服务常态化、制度化，逐步扩大日间手术病种范围，稳步提高日间手术占择期手术的比例。

一、工作措施

（一）日间手术评审标准

根据属地卫生健康委员会的相关要求，进行日间手术需完成备案。就成都地区而言，日间手术病种选择：纳入目录的病种在近 2 年内累计完成对应的非日间手术病例应不少于 300 例，眼科、耳鼻喉科、口腔颌面外科相关病种近 2 年内累计完成对应的非日间手术病例应不少于 150 例。

（二）日间手术申报

日间手术存在广泛的适用性，国家颁布的日间手术目录共计 708 个病种，几乎涵盖外科、骨科、泌尿外科、妇科、儿科等所有科室，适用于风险较小、技术较为成熟的中小型择期手术。

申报材料包括：

1. 医疗机构开展日间手术备案表。

2. 医疗机构执业许可证复印件（含副本）。

3. 日间手术病种备案表。

4. 与备案条件相符合的佐证材料：①与日间手术病种相对应的非日间手术台次；②麻醉手术例次；③设备清单；④人员名单和相应资质（手术医生、麻醉医生、护士）；⑤日间手术管理制度、组织架构、工作流程等文件；⑥未设置重症监护室的医疗机构提供区域内（5km 以内）三级甲等医疗机构重症监护室的转诊合作协议、院内安全转运重症患者设备清单及应急预案文件；⑦需备案病种未达到常规要求手术例次的，需另外提供近 2 年手术并发症发生率及平均住院时间的有效证明材料。

初次申请开展日间手术的医院可以从以下常见病种开始申报：白内障超声乳化＋人工晶体植入术、腹腔镜胆囊切除术、腹股沟疝修补术、经尿道输尿管支架取出术、内镜下肠肿物/息肉切除术。上述病种患者数量多，医疗技术成熟，既容易申报成功，开展也安全可靠。

（三）日间手术实施流程

1. 术前准备阶段。

1）首诊与预约：患者选择需要就诊的科室，并按照挂号信息到对应科室就诊。医生根据患者的病情给出合适的治疗建议，如确定需要日间手术，则进行预约。

2）术前评估：医生对患者进行严格的术前评估，包括病情、身体状况、手术风险等。麻醉医生参与麻醉评估。

3）术前检查：患者需要完成必要的术前检查，如血常规、凝血功能等。术前检查无异常后，医生为患者预约手术，同时告知入院相关注意事项。

4）住院手续：患者携带身份证、医保卡等证件办理住院手续。主管医师开具术前医嘱并交代注意事项。

2. 手术阶段。

1）术前准备：患者在病房完成术前准备，包括手术部位的标记、备皮、药物过敏试验等。

2）麻醉：麻醉医生根据麻醉评估、手术方式和患者需求确定麻醉方式。

3）手术：手术医生、麻醉医生和器械护士配合完成手术。

3. 术后处理阶段。

1）术后观察：手术完成后，患者在病房恢复。医生对患者的伤口进行观察，确定药物剂量，指导患者调整饮食和休息。

2）出院：当患者意识清醒，各项生命指标恢复正常后，即可准备出院。主管医生告知患者注意事项及复诊时间。

二、小结与展望

金堂县第一人民医院的日间手术量从 2019 年备案成功以来，呈逐年上升趋势，2023 年相较于 2022 年提升 8.43%。

日间手术显著缩短患者住院的等候时间和治疗时间、降低住院费用，使得更多的患者能够及时得到治疗，让患者和其家庭切实减轻经济负担，因减少住院时间，患者可以有效地避免医源性感染。患者治疗后可以早期返回正常的生活环境，减少对日常生活习惯的影响，也有助于心理的恢复和生活质量的提高。

日间手术提高了手术室的使用效率，优化了医疗资源配置，提高了医院整体运营效率。术前评估阶段由麻醉医生严格把关，进一步降低了围术期风险。但需要注意的是，并非所有手术都适合作为日间手术，需要由医生根据患者的病情、手术类型和患者的身体状况进行综合评估。

未来，伴随医疗设备不断发展、手术技术日益成熟、管理流程更趋优化，日间手术的适应证将进一步扩大，同时随着智能化和信息化技术的不断推进，日间手术将实现更加优质、高效的管理，效率和质量也必将进一步提升。医疗机构需要持续关注日间手术的推广和发展，通过多种渠道和方式提高公众对日间手术的认知和接受度，进一步推动日间手术高质量、安全地开展。

主要参考文献

[1] 刘燕敏，沈晋明. 医疗环境控制思路与措施：《日间手术中心设施建设标准》内容解读 [J]. 中国医院建筑与装备，2021，22（4）：26-30.

[2] 杨玲，黄小龙，罗旭，等. 国内外日间手术发展现状与思考 [J]. 中国卫生质量管理，2020，27（4）：33-37.

[3] 雷甜甜，梁鹏，马洪升，等. 四川大学华西医院日归手术管理实践 [J]. 广东医学，2022，43（10）：1222-1228.

[4] 董魁，王亚宁，孙斌. 三级公立医院绩效考核对日间手术发展的影响及改进策略研究 [J]. 现代医院管理，2022，20（3）：29-32.

[5] 陈欢欢，葛锋. 国内日间手术发展现状与思考 [J]. 现代医院，2022，22（8）：1153-1156.

（赵宏毅）

第五节　胸痛中心建设

近年来，为提升急危重症救治能力，各地医院按照国家政策加快建设急诊急救"五大中心"（胸痛中心、卒中中心、创伤中心、危重孕产妇救治中心、危重儿童和新生儿救治中心），通过构建急危重症救治体系和院前院内信息共享网络，打造现代化大急诊就诊平台，为患者提供医疗救治绿色通道和"一站式急救"服务，提升急危重症救治能力。胸痛中心救治体现了在重大疾病救治关键环节上的标准化、体系化整合，通过院前急救系统与不同级别医院之间以及医院内部的多学科合作建立区域协同救治体系，为急性胸痛患者提供快速准确的诊断、危险评估和恰当的治疗手段，达到降低急性胸痛患者死亡率、改善临床预后的目的。

现以金堂县第一人民医院胸痛中心为例，介绍相关建设经验。

一、工作措施

1. 设为院长工程：成立以院长为主任的胸痛中心委员会，配套人力、设备和资源，全院上下全力支持胸痛中心的建设与认证，全方面推进，及时协调、解决胸痛中心建设推进过程中的各项问题。

2. 强调科室协作：为有效整合全院资源，胸痛中心委员会明确各临床、医技科室的职责与任务，加强急诊科、心血管内科、放射科、实验医学科、介入室、重症医学科等科室的沟通，使其紧密合作。

3. 强化制度建设：出台20余项相关管理制度及流程，制作胸痛中心建设手册，明确胸痛中心建设各节点具体工作要求并逐一落实。

4. 完善指引标识：在医院的正门、侧门、急诊科、门诊大厅门口安装胸痛中心的灯箱，在地面、墙面有明显的引导标识。在门诊大厅、急诊科入口设置明显的引导标识。在急诊科分诊、挂号、诊室、收费、检验、检查、药房等窗口部门设置"胸痛患者优先"的标识，更好地引导胸痛患者第一时间到达胸痛中心进行救治。

5. 打通沟通渠道：与上下级医院签署转诊协议，建立院内与院外胸痛中心微信群。院内微信群有助于急诊科、心内科及其他科室间的快速沟通交流，利用微信群进行心电图、心肌损伤标志物及其他重要辅助检查结果的传输，方便科室间会诊和胸痛中心救治机制的快速启动。院外微信群缩短了会诊、转诊时间，为患者抢救或转运争取时间。

6. 革新医疗技术：随着医院介入技术的成熟，再灌注策略发生转变，从2018年首选静脉溶栓，到2021年调整为首选经皮冠状动脉介入术（PCI），次选静脉溶栓，切实缩短患者的心肌总缺血时间。

7. 推动信息化建设：胸痛中心建设成立后，医院首先进行急诊系统升级，进一步规范急诊分诊和救治流程。上线信息化系统，通过数据对接实现胸痛患者数据上报的一致性、真实性，提高数据完成的及时性，从而实现对胸痛患者救治全流程的质控。

8. 重视评审准备：对照评审标准组织各科室召开工作协调会，对条款进行分工，设置完成期限，定期核实完成情况；自查与整改，评审前开展院内专家自评、胸痛患者急救演练，邀请上级专家指导，对发现的问题和薄弱环节逐条整改；完善迎检细节，做好胸痛中心汇报PPT、病历、登记本等资料的准备，工作汇报建议由医疗总监、行政总监或分管院领导进行，每位专家安排好对接领导、工作人员、记录员，检查中能迅速提供资料及做好应答。

二、小结与展望

金堂县第一人民医院 2018 年 1 月启动胸痛中心建设，2018 年 8 月提交认证申请，同年 11 月迎来国家胸痛中心现场审核并于 12 月顺利通过认证，成为成都市东北地区首家胸痛中心、四川省第 32 家胸痛中心。2023 年 10 月接受胸痛中心"飞行"检查并顺利通过，于 11 月获得国家胸痛中心专家委员会再认证授牌"国家胸痛中心（基层版）"。2024 年 10 月医院顺利通过基层版转标准版胸痛中心认证。中心建成后共救治急性胸痛患者近 5 千例，其中高危胸痛患者占 23.3％，取得了较好的成效。

未来，医院将按照计划继续优化胸痛中心建设。首先，协助基层医疗单位完成胸痛救治单元创建和验收，共建区域胸痛救治联盟，深入网络医院开展培训，实地指导，规范胸痛患者救治。其次，加强多维度宣传，提高公众认识，通过义诊、社区培训、官网信息推送、网络直播等多种方式，对群众进行急性胸痛救治宣传。最后，不断探索，拓展服务内涵。目前胸痛中心开设专科门诊及"心血管内科慢性病随访门诊"，并成立"PCI 术后管理小组"，对冠心病患者进行规范的术后用药指导及健康管理，实现医护一体化的管理模式。金堂县第一人民医院通过持续整合院内外资源，不断提升技术实力，全力挽救患者生命，继续为人民群众的生命安全保驾护航。

主要参考文献

［1］潘锋. 加强质控与再认证是全力推进全国胸痛中心建设的保障［J］. 中国医药科学，2023，13（10）：1-3.

［2］潘锋. 胸痛中心建设不断提升我国胸痛救治能力［J］. 中国医药导报，2022，19（23）：1-4.

［3］中国胸痛中心联盟，中国心血管健康联盟，苏州工业园区心血管健康研究院，等.《中国胸痛中心质控报告（2021）》概要［J］. 中国介入心脏病学杂志，2022，30（5）：321-327.

［4］霍勇. 中国胸痛中心建设理论与医学模式［J］. 中国介入心脏病学杂志，2021，29（1）：1-3.

［5］王深荣，张立松，王士敏，等. 微信群在基层胸痛中心建设中的作用初探［J］. 心血管病防治知识，2018（11）：95-96.

（段天云）

第六节　医疗美容科建设

医疗美容是指运用手术、药物、医疗器械以及其他具有创伤性或者侵入性的医学技术方法对人的容貌和人体各部位形态进行修复与再塑。

公立医院医疗美容科的成立是市场需求、政策支持、医疗技术进步以及公立医院责任与担当等多方面因素共同作用的结果，是公立医院践行"以人民为中心"发展理念的具体体现。公立医院在医疗美容领域的探索和实践，有助于推动整个医疗美容产业的规范化和健康发展。通过提供安全、专业、优质的服务，引导人民群众树立正确的美容观念，促进医疗美容市场的良性竞争。

一、建设流程及筹建经验分享

根据国家卫生健康委员会医改精神，公立医院将同步发展特需医疗非医保项目，为求美者提供更加专业的医疗服务。公立医院成立医疗美容科是必然趋势。医院可以从机构设置、登记、执业人员资质要求等多方面进行探索，促进医疗美容科的建设孵化。

（一）机构设置、登记要求

根据《医疗美容服务管理办法》申请设立医疗美容医疗机构或医疗机构设置医疗美容科室必须同时具备下列条件：①具有承担民事责任的能力；②具有明确的医疗美容诊疗服务范围；③符合《医疗机构基本标准（试行）》要求；④省级以上卫生行政部门规定的其他条件。

医疗美容医疗机构和医疗美容科室开展医疗美容项目应当由登记机关指定的专业学会核准，并向登记机关备案。

（二）执业人员资质要求

1. 负责实施医疗美容项目的主诊医师必须同时具备下列条件：①具有执业医师资格，经执业医师注册机关注册。②具有从事相关临床学科工作的经历：负责实施美容外科项目者应具有 6 年以上从事美容外科或整形外科等相关专业临床工作的经历；负责实施美容牙科项目者应具有 5 年以上从事美容牙科或口腔科专业临床工作的经历；负责实施美容中医科和美容皮肤科项目者应分别具有 3 年以上从事中医专业和皮肤病专业临床工作的经历。③经过医疗美容专业培训或进修并合格，或已从事医疗美容临床工作 1 年以上。④省级卫生行政部门规定的其他条件。

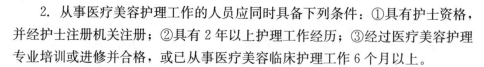

2. 从事医疗美容护理工作的人员应同时具备下列条件：①具有护士资格，并经护士注册机关注册；②具有 2 年以上护理工作经历；③经过医疗美容护理专业培训或进修并合格，或已从事医疗美容临床护理工作 6 个月以上。

（三）具体工作措施

1. 医疗美容业务的开展需要多方面的准备和规划。为加强医院学科建设，根据《医疗美容服务管理办法》《美容医疗机构、医疗美容科（室）基本标准（试行）》等相关文件的规定，从院内人员、设备、制度、选址多方面展开调研并筹备；选拔人员外出进修，确保人员资质满足条件；制定和完善各项规章制度；结合院内实际，合理选址；申购开展业务需要的设施设备；外出参访、学习先进经验。以上工作涉及预算、人员外派学习、外出交流、院内选址等多个环节，且均有不同的时间成本，因此有规划的安排尤为重要，必须确保各要素能同步准备到位，方能在最短的时间完成筹备。

2. 各项条件符合标准后，向所在地卫生健康局提交新增诊疗科目申请报告，向所在地行政审批局申请增加相应诊疗科目，并提交：新增科室建筑布局平面图、工作制度、仪器设备清单、医护花名册及资格证、执业证、职称证、身份证等申请资料。具体要求结合当地政策。

3. 完成申请后，按照《医疗美容服务管理办法》的规定向属地执法部门及所在地卫生健康局提交备案表（如《四川省医疗美容项目分级管理备案表》），并接受现场审查。医保部完成医保相关备案。

4. 筹备开科工作。向当地卫生健康局提交成科申请，医保部完成相关备案。为确保业务顺利开展，还需沟通信息、财务、医保等部门，开展项目及价格公示、宣传标识标牌制作等。

5. 推进业务开展。持续优化环境，提升求美者诊疗体验感，优化取药等工作流程，提供更加高效便捷的医疗服务。

二、小结与展望

1. 医疗美容科为一级诊疗科目，美容外科、美容牙科、美容皮肤科和美容中医科为二级诊疗科目。结合医院现有人员资质、设施设备等条件，金堂县第一人民医院已增加医疗美容科-美容皮肤、美容外科诊疗科目并进行了相关医疗美容项目备案，现相关科目已开展业务并初步取得成效，获得求美者的良好反响。未来还将继续推动学科建设，针对其他专业方向进行人才补充，完善招聘计划或培训计划，确保人员、环境、设备各环节达到建设标准，不断扩宽服务领域。

2. 医疗美容领域充满了机遇和挑战，在发展的同时需注意规范、监管及自律，确保医疗安全和服务质量，避免过度医疗和非法行为。

主要参考文献

[1] 高昕，蔡平，何恺. 苏州市医疗美容机构执业过程中存在的主要问题与监管对策探讨 [J]. 中国卫生监督杂志，2020，27（1）：49−52.

[2] 刘娟. 中国美容医学行业监管现状分析及对策研究 [J]. 中国美容医学，2018，27（12）：139−142.

[3] 王英杰，范利娜，窦茂梅，等. 注射美容求美者的容貌焦虑及影响因素 [J]. 中国美容整形外科杂志，2024，35（6）：353−356.

[4] 孙艺谋，徐沛琳，刘肇瑞，等. 医疗美容门诊咨询者的焦虑症状和人格障碍 [J]. 中国心理卫生杂志，2024，38（3）：225−231.

[5] 孙林潮，牛军州，付俊，等. 整合医学美容的概念及发展方向之我见 [J]. 中国美容医学，2018，27（10）：2−5.

[6] 余萌. 美容医学整体学科建设的历史新起点 [J]. 中国美容整形外科杂志，2016，27（3）：188−190.

（周　洁）

第七节　消费医疗与药食同源

随着社会经济的持续繁荣和人民生活质量的稳步提升，群众对于健康的认识日益深化。对中医药文化健康理念的认同与追求，显著促进了公众健康意识的觉醒。在此背景下，国家适时发布了《健康中国行动（2019—2030 年）》《"健康中国 2030"规划纲要》等关键政策，为健康领域的发展绘制了蓝图，并极大地激发了群众对高质量医疗服务的渴望。政策的深入贯彻，让群众对医疗服务的期待不断攀升，全面、个性化的健康服务成为新的社会风尚。

在这一过程中，消费者为提升生活质量，不再局限于疾病治疗，而是主动寻求非公费、非传统治疗性的市场化医疗项目。这些项目超越了传统医疗的界限，为消费者提供了基本医疗保障之外的优质服务。这一基于个人选择与消费意愿的医疗行为被定义为"消费医疗"。

一、消费医疗与药食同源的关系

消费医疗产品包括药品、医疗器械、保健品等，涵盖了整形、抗衰老、眼科、妇产、皮肤、减肥、营养、心理健康等领域，具有单次消费价格高、复购频率高等特点。药食同源是指某些药材既是药物，鉴于其安全性有保障，也属于食品。这类药材食用后可以达到防病治病、养生保健的目的。表2-7-1为药食同源原料的应用。

表2-7-1 药食同源原料的应用

应用	药食同源原料
方剂	当归建中汤中的当归、甘草、生姜、大枣；华盖散中的紫苏子、陈皮、杏仁、甘草；清金化痰汤中的山栀、桔梗、橘红、茯苓、甘草；暖肝煎中的枸杞子、茯苓、小茴香、肉桂；润肠丸中的当归、火麻仁、桃仁；沙参麦冬汤中的玉竹、桑叶、扁豆
中成药	大山楂丸：山楂；人参归脾丸：人参、茯苓、甘草、当归、龙眼肉、酸枣仁；参苓白术散：人参、茯苓、山药、莲子、白扁豆、薏苡仁；参苓健脾胃颗粒：砂仁；健胃消食片：陈皮、山药、麦芽、山楂；蒲地蓝消炎口服液：蒲公英；小儿肺热咳喘口服液：苦杏仁、甘草、金银花、鱼腥草
保健品/功能食品	用于保健品/功能食品生产的药食同源原料有多种，如当归、党参、槐花、山药、黄精、肉桂、枸杞、生姜、蜂蜜、山楂等
普通食品	含枸杞子的酸奶、面包；菊花茶；沙棘汁；玫瑰八宝；猴头菇饼干；黑芝麻饼干；山楂酥；山药薯片；乌梅、龙眼肉、大枣、黑枣等果脯；百合、山药、赤小豆、莲子、薏苡仁等煮粥；阿胶糕；桑葚膏；黑芝麻丸；芡实八珍糕
食品添加剂	丁香、茴香、肉桂、花椒、胡椒、栀子、沙棘、黑芝麻、桑椹、枸杞子、紫苏
日化用品	槐花、当归提取物用于美白；桔梗、生姜、枸杞子用于生发；两面针、金银花抗炎健齿牙膏；玫瑰、薄荷精油芳香疗法

二、工作措施

金堂县盛产明参、羊肚菌、铁皮石斛等药食同源原料。明参具滋阴补肺、健脾养胃、润肺止咳、化痰生津等功效。羊肚菌可益肠胃、助消化、化痰理气、补肾壮阳、补脑提神，另外还具有强身健体、预防感冒、增强人体免疫力的功效。铁皮石斛具有生津养胃、滋阴清热、润肺益肾、明目强腰等功效。

金堂县第一人民医院药学部协同临床营养科在金堂县特色药食同源原料方面积极探索，以药材为食材，不断开发满足患者需求的特色营养餐、保健餐。另外，药学部协同中医科推出了反响较好的提神醒脑端午香包、中药茶饮等。医院还不定期宣传药食同源原料的应用，如冬季健脾益气粥、当归牛肉汤、十全大补汤等。

三、小结与展望

中医素有"食药同源""药补不如食补"的说法。食疗是中医预防和治疗疾病的重要方法之一，恰当地食用药食同源原料对身体有益。金堂县第一人民医院将当地特色药食同源原料用于煲汤、茶饮、养生粥等方面，持续探索与创新，满足患者的健康需求。

随着健康意识的增强，人们对消费医疗的需求增加，而选择食用药食同源原料来提升身心健康的消费方式值得我们重视。医院药学部应当建立严格的药材管理制度，加强质量控制，保证消费者的权益。

主要参考文献

[1] 季生. 消费医疗，新需求刺激企业革新 [J]. 经理人，2024（6）：62－63.

[2] 倪凯. 铁皮石斛化学成分、药理作用及毒理学评价研究进展 [J]. 云南中医中药杂志，2023，44（10）：86－93.

[3] 程建明. 药食同源产品研发现状、技术关键与对策 [J]. 南京中医药大学学报，2023（9）：814－826.

[4] 王旭东. "药食同源"的思想源流、概念内涵与当代发展 [J]. 南京中医药大学学报，2023（9）：809－813.

[5] 唐雪阳. 药食同源的发展与应用概况 [J]. 中国现代中药，2020，22（9）：1428－1433.

（周　强）

第八节　慢病全程管理与癌症防治管理

县级医院在慢病管理中扮演着至关重要的角色，应开展县域慢病管理中心建设，与县域内其他医疗卫生机构有效联动，提高医疗服务连续性。高血压、糖尿病、冠心病、肥胖症、慢性阻塞性肺疾病、癌症等慢病严重影响患者的生活质量和寿命，需要长期治疗和管理。癌症通常被视为一种慢病，它具有发展缓慢、长期存在的特点，并且可能需要终身治疗和管理。慢病管理有助于癌症的早期发现和治疗，降低癌症复发的风险，提高患者的整体生存率。

为贯彻落实《健康成都癌症防治专项行动方案》要求，加强县域癌症防治体系建设，金堂县第一人民医院依托医共体信息化建设，以全民健康促进为基础，有效推动慢病全程管理与癌症防治管理。

一、工作措施

(一) 积极推动慢病管理系统信息化建设

慢病管理系统是医疗信息化、健康管理的重要组成部分。围绕国家政策和管理指南，结合医院的实际情况，积极推动慢病管理系统的信息化建设，通过数据采集、分析，为医生提供诊断依据，同时对患者进行健康教育、行为干预、病情监测等全方位的指导。医院借助"互联网＋"等新兴技术的发展优化就医流程和就医模式，充分借助信息技术不断优化环境、提升医疗服务、方便患者就医。运用慢病平台信息共享的特性，推动医院医疗服务、健康管理和区域公共卫生服务及数据管理，实现数据的融合共享，落实慢病双向转诊机制，提升群众的就医体验，通过医共体慢病管理系统有效加强慢病管理。

(二) 慢病全程管理

慢病全程管理是指对慢病患者进行全面、系统、连续的医疗管理，旨在提高患者的生活质量和治疗效果，降低医疗成本，促进医患关系的和谐发展，为社会健康事业做出贡献。金堂县第一人民医院以糖尿病为例推动慢病全程管理，把部分糖尿病患者纳入规范化全程管理。制定全程管理服务项目内容，针对患者提出的个体化需求，为患者提供后续全程追踪服务，促进康复。具体措施如下：

1. 科室根据疾病特色制定全程管理服务项目内容。糖尿病服务包项目包括：①健康服务项目，如饮食食谱、运动方案、健康指导、胰岛素注射指导、血糖监测指导、血糖健康讲座等。②疾病检查项目，如糖尿病监测、疾病诊疗、咨询、复诊、相关检查等。科室制定1~3种服务项目内容，患者根据自身情况选择签约。

2. 专家团队全程管理，提升医疗服务质量。通过建立完善的慢病管理体系和专业的慢病管理团队，为患者提供更加全面、个性化的医疗服务。按照服务项目内涵为患者提供相关诊疗技术、健康指导服务、预约复诊，由专家指导并确定治疗方案等。科室由1名专家加3~5名专业医护人员组成全程管理专家团队，护士为患者建立健康档案，由固定医生及专科护士为其沟通预约，通过电话短信提示等提醒患者定期复诊，给予绿色通道指引患者复诊，专科医生根据病情制订治疗方案，护士给予健康指导。固定医生及专科护士可以更加熟悉患者病情，通过定期评估随访提醒患者及时复诊检查。专家团队能根据患者异常动态风险指标及时制订治疗方案，实施精准管理，提升医疗服务质量。

3. 优化就诊流程，提升患者满意度。患者通过绿色通道就医，免去挂号、排队、等候检查的时间，提高治疗依从性。

（三）癌症防治管理

癌症已经成为威胁我国居民健康的主要慢病之一。2023年10月，四川省金堂县成功申请国家重大公共卫生服务项目——城市癌症早诊早治项目，并于2024年开始，针对县域内45~74岁常住居民进行肺癌、肝癌、乳腺癌、上消化道癌、结直肠癌等"五癌"筛查评估，着力提高癌症早期发现率，降低癌症人群死亡率。2024年，金堂县第一人民医院牵头开展城市癌症早诊早治项目，以紧密型医共体为载体、医共体成员单位为试点，充分发挥县域癌症防治中心的平台优势和技术优势，在县卫生健康局的大力支持和县域基层医疗单位的有效合作下，切实把城市癌症早诊早治项目落到实处，按计划推动2024年城市癌症早诊早治项目工作。具体措施如下。

1. 落实癌症防治中心体系建设：金堂县第一人民医院联合县卫生健康局印发《2024年金堂县城市癌症早诊早治项目实施方案》，确定了金堂县城市癌症早诊早治项目工作领导小组及技术指导专家小组，明确相关单位和部门分工及任务。金堂县第一人民医院与金堂县疾病预防控制中心、医共体基层医疗机构共同建立高效筛查及转诊机制，由基层医疗机构初筛，金堂县第一人民医院负责临床筛查，金堂县疾病预防控制中心协调，确保疑似癌症患者能够得到及时准确的诊断和治疗，开辟绿色通道，为疑似癌症患者提供优先检查和治疗服务。

2. 开展宣传培训有方法：通过制作宣传海报、发表科普文章、开展癌症防控知识宣传和教育活动等多种方式，普及相关知识，提高群众对癌症早期症状和体征的认识，帮助树立正确的防癌意识，引导群众主动关注自身健康，及时发现可疑症状并就医检查，提高癌症防治知晓率、癌症筛查参与率。注重对工作人员的培训，通过"请进来、走出去"的形式，搭建交流平台，举办培训活动，开展交流活动，组织业务演练，优化工作流程，夯实专业技能，提升队伍能力，确保项目"质量"齐升。

3. 开展早诊早治有措施：依托"家医"签约服务工作，医务人员深入社区开展健康检查，了解群众的健康状况，及时发现癌症早期信号。让群众在"家门口"就能完成癌症筛查，有助于群众得到及时有效的诊断和治疗。早诊早治可及性和群众积极性实现"双提高"。

二、小结与展望

四川省金堂县第一人民医院实施的慢病全程管理对提升医疗服务质量、促进医患关系和谐、提升患者满意度、提高群众健康水平有重要意义。

通过开展城市癌症早诊早治项目推动癌症防治工作，通过惠民早癌筛查，提升了高危人群对癌症的认知率和早诊早治率，减轻患者由癌症导致的家庭经济负担。为落实健康成都癌症防治专项行动要求，加强县域癌症防治体系建设，保障群众生命健康做出贡献。

主要参考文献

[1] 张红. 综合公立医院"医护管"一体化慢病全程管理模式探索 [J]. 中国医药导报，2024，21（19）：192－196.

[2] 徐晨. 信息化技术在慢病管理中研究进展 [J]. 石河子科技，2021（5）：66－67.

[3] 高婷婷，聂慧，冀莎莎，等. 我国基层慢病管理策略探讨 [J]. 中国公共卫生管理，2023，39（5）：710－713.

[4] 刘潇霞，乔良，钟志刚，等. 2019—2023 年度四川省城市癌症早诊早治项目人群风险评估及筛查分析 [J]. 中国肿瘤，2024，33（7）：542－549.

[5] 徐颖，蔡郑东，王贤，等. 县域慢病管理的探索 [J]. 中国医院，2024，28（5）：84－87.

（韩双梅）

第九节　临床疾病监测规范化管理

近年来，流感、新型冠状病毒感染等呼吸道传染病对全球公共卫生体系提出了严峻挑战。传染病的早期发现报告对于疾病的预防控制至关重要，传染病上报情况的分析有助于医院管理人员和医疗卫生政策主导者了解传染病流行态势，确定本地区、本单位的传染病管理防控重点。目前县级医院疾病监测系统尚未完全电子化，信息对接未实现统一，导致部分信息数据无法及时收集和反馈，影响对传染病的早期预警和防控。由于新发传染病在初期可能没有明显的症状或体征，临床医生可能缺乏足够的认知和经验来迅速识别这些疾病，延误诊断和疾病报告。县级医院临床疾病监测上报仍存在迟报、漏报问题。漏报可能导致公共卫生部门无法及时采取隔离、检疫等措施，使疫情难以得到有效控制，给医院医疗资源造成损失。

金堂县第一人民医院开展疾病监测规范化管理，有效提高疾病监测上报准确率。

一、工作措施

（一）疾病监测制度有保障

医院公共卫生管理部（公卫部）制定包含传染病、慢病、职业病、死因、应急处置等内容的一系列工作制度、流程、预案，并随实践总结应用经验，提升医务人员的公卫工作意识和能力。为加强疾病监测的管理，增强临床医务人员疾病报告意识，使疾病监测符合上级部门规范要求，公卫部制定院内《传染病自查与奖惩制度》。根据医生迟报、漏报传染病种类，对当事人给予相应绩效减扣。每月对临床科室传染病迟报、漏报进行梳理并自查通报，与相应科室负责人进行沟通反馈，形成闭环管理，促进疾病监测上报管理日常化和规范化。

（二）疾病监测上报与信息化技术应用

公共卫生疾病监测系统信息化对于提高公共卫生管理和服务能力至关重要。在当前数字化的背景下，信息化不仅提高了公共卫生疾病监测系统的响应速度和效率，而且在很大程度上提升了一个地区对突发公共卫生事件的应对能力。医院通过应用疾病上报与信息化技术，大大提高工作效率及报卡准确率。

1. 公卫部专职人员通过疾病监测平台系统提取并核查传染病及心脑血管事件的关键信息，减少人工上报卡片可能发生的错项、漏项，提高临床报卡的正确率。临床医生、公卫部专职人员每天登录医院监控平台对心脑血管事件预警进行核实。医院感染和传染病实时监控平台将门诊与住院疑似病例按科室分开，使上报更加简便。能够自动抓取患者基本信息，并能够通过诊断、检验、检查、培养、病历、医嘱等进行信息系统智能预警。

2. 传染病监测系统与中国疾病预防控制中心系统平台对接：一键导入中国疾病预防控制中心相关平台，可实现数据自动推送，与中国疾病预防控制中心系统数据实时交换，实现无缝连接。

3. 医院系统与食源性疾病监测平台系统对接：通过医院系统医生工作站与食源性疾病监测系统连接互通，运用智能关联填报、自动跳转报卡等技术，实现食源性疾病病例相关信息自动化生成与传输，替代手工二次录入，进一步提升食源性疾病监测报告的准确率和工作效率，切实发挥好食品安全风险监测的预警作用。

（三）疾病监测科室重点培训及工作流程优化

1. 开展新入职医生培训：新入职医生必须进行疾病监测相关要求及流程的培训，并考试通过。

2. 利用科室晨会、晨交班开展培训：在科室晨会上，对每个科室在疾病监测方面涉及的重点内容和存在的问题进行针对性讲解，以提高全院疾病监测报告的及时性和准确性。

3. 改进重点慢病监测预警工作流程：通过每月上旬、中旬、下旬导出病例数据，核对监测系统心脑血管疾病上报数据，及时对临床医生进行电话、微信沟通提醒，避免超7天迟报。建立疾病监测交流微信群，提醒临床医生及时进行慢病报卡。积极寻求信息化支持下的流程优化，通过提示，提前预警，减少迟报、漏报，提升医生报卡规范意识及数据质量，尽量减轻临床医生的工作负担。

（四）完善公共卫生事件应急响应机制

国家法定传染病分为甲、乙、丙三类。一旦发现甲类传染病例，医疗机构应在2小时内通过网络系统完成报卡。医院需立即采取隔离措施，将患者及疑似患者安置于指定地点进行医学观察和治疗，以防止高危病原体进一步传播。为确保突发公共卫生事件应急工作科学、规范、有序地开展，各科室与院内物资设备保障部门建立完备的应急响应与协调机制。每年组织相关科室人员开展突发公共卫生事件应急演练，保证一旦发生公共卫生事件，专业技术人员能够规范处置，快速、有效地应对各类突发公共卫生事件，切实提升突发公共卫生事件应对能力。

二、小结与展望

公卫部通过疾病监测制度建立、疾病监测平台信息化管理、指导帮助科室培训、完善公共卫生事件应急响应机制等措施，实现疾病监测规范管理，提升疾病监测上报准确率，为促进医院高质量发展贡献专业力量。

主要参考文献

[1] 卢丹. 突发公共卫生事件应急管理水平提升措施 [J]. 中国城乡企业卫生，2023，38（12）：226－228.

[2] 马家奇. 推进数字疾控发展创新公共卫生管理服务模式 [J]. 中国数字医学，2023，18（10）：1－5.

[3] 闫宣辰，路杰，胡晓斌，等. 大数据背景下疾病监测及预警体系的构建与设计 [J]. 中国公共卫生管理，2024，40（2）：155－159，312.

[4] 杜汋，仇欣雨，王莉，等. 基于文献计量的我国紧急医学救援队研究热点可视化分析 [J]. 中国公共卫生管理，2023，39（4）：449－453.

[5] 中国疾病预防控制中心慢性非传染性疾病预防控制中心. 中国慢性病防控技术报告（2015—2020）[M]. 北京：人民卫生出版社，2022.

（贺　蝶）

第十节　智能化药品管理

SPD 是 Supply（供应）、Processing（管理）、Distribution（配送）英文首字母的缩写，是现代医疗机构推崇的供应链管理模式，是以医院医用物资管理部门为主导、以物流信息技术手段为工具，通过合理使用社会资源，对全院的医用物资在院内的供应、加工、推送等环节进行集中管理的方法。"药品零加成"政策实施后，医院管理者重新对医院药品管理进行定位，医院药品管理机构的职能也在发生改变，从"经济效益型"转向"管理服务型"。推行智能化药品管理，可以让药师更好地为临床医生和患者服务。智能化药品管理可以降低管理药品所消耗的人力、物力成本。

县级医院人力、物力相对匮乏。金堂县第一人民医院引入智能化药品管理系统，现将引入过程及取得的成效分享如下。

一、工作措施

（一）系统上线

金堂县第一人民医院在 2024 年成功引入智能化药品管理系统。

1. 需求分析：对医院自身的药品管理现状进行了全面分析，明确了存在的问题，以及引入智能化药品管理系统所需解决的关键问题。

2. 市场调研：通过市场调研，医院选择具有良好口碑和先进技术的智能化药品管理系统，并与供应商进行了深入的沟通和交流。

3. 系统定制：根据医院的具体需求和实际情况，对智能化药品管理系统进行了定制和优化，确保系统能够完全适应医院的工作流程和管理模式。

（二）功能定位

智能化药品管理系统是借助现代科技手段构建的高效管理工具，专门用于药品的精细化管理，帮助医疗机构实现药品的智能化管理，提高工作效率和准确性，减少人为错误和浪费。以下为智能化药品管理系统的主要功能。

1. 药品库存管理：实时监控药品的库存情况，包括数量、有效期、批次等信息。库存低于设定的警戒线时，系统自动提醒补货，确保药品供应不中断。

2. 药品采购管理：根据库存情况自动生成采购计划，并支持多种采购方式，如在线采购、招标采购等。同时，系统还可跟踪采购订单的状态，确保采购的药品及时到货。

3. 药品销售管理：记录药品的销售情况，包括销售数量、销售价格、销售渠道等信息。同时，系统自动生成销售报表和趋势分析，帮助管理人员了解销售情况并做出决策。

4. 药品质量管理：对药品的质量进行全面监控，包括药品的检验、检测、存储等环节。对药品的质量数据进行统计和分析，及时发现并处理质量问题。

5. 药品价格管理：根据市场情况和政策要求自动调整药品价格，确保价格的合理性和竞争力。同时，记录药品的历史价格，方便管理人员了解价格变化趋势。

6. 智能化提醒功能：根据设定的规则自动提醒管理人员注意某些事项，如库存不足、即将过期的药品、需要检验的药品等。

7. 数据分析和决策支持：收集并分析大量的药品管理数据，帮助管理人员做出更明智的决策；同时，还可根据历史数据和趋势预测未来情况，为管理人员的决策提供支持。

二、小结与展望

基于深入的调研和分析，通过信息化手段，整合医院现有的人力资源、设备资源以及信息管理流程，实现药品管理的现代化和智能化。医院引入智能化药品管理系统，设立统一的物流和信息流、医院内药品全过程批号跟踪和有效期管理、医院内冷藏药品全程冷链管理、数字化药库建设等目标，提升患者用药安全和药品在医院流通效率，降低运营成本。

主要参考文献

[1] 桂敏，王岚. SPD 医用耗材供应链管理成效与思考 [J]. 中国医院建筑与装备，2024，7（25）：28−33.

[2] 凌国民. 智能化门诊药房药品有效期闭环管理系统的建立与成效 [J]. 中医药管理杂志，2021，29（16）：102−103.

[3] 邓贵华. 基于物联网技术医院特殊药品管理系统的构建 [J]. 医药导报，2019，38（2）：270−272.

[4] 危华玲，韦秀芝，韦戈. 医院药房智能化建设的实践与体会 [J]. 现代医院，2018，18（5）：669−671.

［5］刘同柱，沈爱宗，胡小建，等．基于 SPD 模式的医用耗材物流管理流程优化策略［J］．中国卫生事业管理，2017，34（2）：114-116，119．

（刘秀琼）

第十一节　精麻毒药品管理

精神药品、麻醉药品和医疗用毒性药品（简称精麻毒药品）具有药品和毒品的双重属性。使用得当就是"药"，可以治病救人；非医疗目的滥用就是"毒"，不仅会危害人体健康、形成瘾癖，而且会影响社会稳定。国家出台了《中华人民共和国禁毒法》《麻醉药品和精神药品管理条例》《医疗用毒性药品管理办法》《中华人民共和国药品管理法》等，对精麻毒药品的实验研究、生产、经营、使用、储存、运输实行许可和查验制度，禁止非法生产、买卖、运输、储存、提供、持有和使用。

县级医院由于人员配置与设备资源相对不足，精麻毒药品的管理难度更为凸显。

金堂县第一人民医院在此方面展现了卓越的管理能力，构建了完善的精麻毒药品管理制度、科学合理的管理流程，确保管理的规范性与高效性。现将管理模式分享如下。

一、工作措施

药学部承担精麻毒药品的日常管理，并指定专人负责管理，主要采取以下措施。

1. 建立完善的管理制度：制定精麻毒药品的管理规定，明确各部门和人员的职责和权限，确保药品的采购、储存、使用和回收等环节有明确的操作规范。

2. 严格执行采购和验收流程：按照规定进行精麻毒药品的采购，确保药品来源合法、质量可靠。在验收环节，严格执行双人验收制度，对药品的数量、质量、批号等进行严格核对，确保药品信息准确无误。

3. 强化储存和保管措施：对于精麻毒药品的储存和保管严格执行专人负责、专柜加锁制度，确保药品储存安全。同时，定期对储存设施进行检查和维护，确保设施正常运行。固定药品数量，明确责任，交接班有记录，实行每日每班交接制，双人双锁随身保管钥匙，班班交接，做到账目相符。

4. 严格管理使用：医生使用精麻毒药品时严格遵守相关规定，确保用药安全。药师认真审核处方，确保药品使用符合规范。

5. 加强培训和教育：对药学部工作人员进行精麻毒药品管理的培训和教育，提升专业素养，增强安全意识。

6. 建立监督机制：建立精麻毒药品管理的监督机制，定期对药品管理情况进行检查和评估，发现问题及时整改。

7. 记录和保存：建立精麻毒药品使用登记本，麻醉药品和第一类精神药品处方保存3年备查，医疗用毒性药品、第二类精神药品处方保存2年备查。

8. 应用监控系统：安装24小时监控系统，实时监控药品情况，保证药品质量，保证药品使用可追溯。

二、小结与展望

对于精麻毒药品的管理，药学部门肩负"管"之重任，临床科室则聚焦"用"的层面。药学部在致力于"管"的同时，亦需强化与各学科间的互动与沟通，携手推动合理用药，严防管理疏漏导致的风险，全力保障患者用药安全。

为达成这一目标，药学部已构建起一套健全的精麻毒药品管理制度，该制度深度覆盖了从药品采购、验收、储存、保管到使用、监督的每一个环节，确保每一步都严格遵循规范。此外，随着信息技术的飞速发展和智能化设备的广泛应用，药学部计划充分利用信息化手段，构建精麻毒药品管理的电子信息系统，旨在进一步提升精麻毒药品的安全应用与管理效率。

主要参考文献

[1] 王雅葳. 医院麻精毒药品管理的制度演进 [J]. 中国医院院长，2024，20 (3)：78-81.

[2] 赵暄. 医疗用毒性药品在医疗机构中的安全管理探讨 [J]. 中国药物警戒，2023，20 (6)：705-708.

[3] 徐玲玲. 信息系统集成化管理模式在麻醉药品和精神药品管理中的应用实践 [J]. 江苏卫生事业管理，2023，34 (2)：228-231.

[4] 史香芬，孙志勇，张旭锋，等. 基于智能信息管理系统的门诊麻精药品全流程管理 [J]. 中国药物警戒，2023，20 (8)：899-903.

[5] 吴峥嵘. 基层医院麻醉精神药品管理现状与分析 [J]. 北方药学，2018，15 (11)：185-186.

（周　强）

第十二节　药物医疗器械临床试验机构建设

《药物临床试验质量管理规范》（Good Clinical Practice，GCP）是国家药品监督管理局会同国家卫生健康委员会组织修订的有关临床试验的设计、组织、实施、监察、稽查、记录、分析和报告的标准，同时也是指导临床试验机构建设的关键性标准，为临床试验的规范运作提供了明确的指导原则和要求，确保试验的科学性、合理性和可靠性。县级医院在设备、技术和人力资源方面相对不足，临床试验机构建设较为困难。

金堂县第一人民医院在国家药品监督管理局完成药物、医疗器械临床试验机构备案，并顺利通过监督检查。现将医院临床试验机构建设措施分享如下。

一、工作措施

（一）学习相关法律法规

通过对《药品注册管理办法》《药物临床试验质量管理规范》《药物临床试验机构资格认定办法》《药物临床试验机构监督检查要点及判定原则》等相关法律法规的学习，熟悉并掌握 GCP 的内涵与临床试验机构建设要求。

（二）成立组织管理部门、伦理委员会

1. 成立临床试验组织管理部门，同时设置临床试验机构办公室，设定相应的岗位人员并明确职责分工，承担临床试验的管理工作。

2. 成立独立的伦理委员会，以保障受试者的权益。

（三）配置设备设施、办公场所

按照临床试验机构建设要求，机构办公室应当设置符合要求的档案室、中心药房以及办公室三个专用空间。安装防盗门与防盗窗，加强安全防范工作，同时配备防火、防潮、防虫等安全措施。另外，需配置冷藏冰箱、药柜、资料柜以及办公电脑等设备，以提升机构的基础设施水平。专业科室还应当具备适当的受试者接待场所、必要的抢救设施设备、临床试验基本文件存储条件以及满足开展临床试验要求的仪器设备等。

（四）建立文件体系

1. 机构办公室制定临床试验管理制度和标准操作规程（Standard Operation Procedure，SOP），涵盖临床试验实施的全过程，包括临床试验的实施、试验用

药物/医疗器械的管理、不良事件的处理与报告、质量控制、培训和考核等。

2. 伦理委员会制定相应的章程、制度和 SOP，旨在保护受试者的尊严、安全和合法权益，促进生物医学研究规范开展。

3. 专业科室制定满足本专业开展临床试验工作需要的管理制度和 SOP，且应与现行法律法规相符，具有可操作性且体现本专业特色，同时具有本专业防范和处理临床试验中突发事件和常见严重不良事件的应急预案等。

（五）建设资质

《药物临床试验机构监督检查要点及判定原则（试行）》《医疗器械临床试验机构监督检查要点及判定原则（试行）》中资质条件为关键/重要项目，包括医疗机构、研究人员和主要研究者（Principal Investigator，PI）的资质。

1. 医疗机构的资质：医疗机构具有执业许可证，具有二级甲等以上资质，且备案专业应在本医疗机构诊疗科目内。

2. 研究人员及 PI 的资质：研究人员具有临床试验所需的学历和专业背景，具有相关专业知识、能力、法规等的培训经历，掌握药物临床试验技术与相关法规。PI 需具有高级职称，且参加过 3 个及以上药物临床试验。

（六）培训与考核

积极参加院外举办的 GCP 会议或培训班，邀请院外专家进行培训，指导临床试验机构建设，加强人员的 GCP 意识，提升临床试验能力。所有研究人员必须经过 GCP 培训，并取得培训证书，方可参与临床试验。所有培训应有相应的考核，培训与考核需有记录。

（七）备案

具备所有备案条件后，机构办公室应当在国家药品监督管理局完成或协助完成临床试验机构网上信息备案系统上备案信息的填报。

（八）接受检查与整改反馈

备案后，新临床试验机构将在 60 个工作日内接受省药品监督管理局备案后的首次监督检查，机构办公室、伦理委员会、专业科室必须认真准备迎检。检查结束，根据专家提出的问题或建议，认真整改并在规定的期限内提交整改报告。

二、小结与展望

临床试验机构建设不仅可以提升医院的科研水平和临床试验能力，还可通过引进国内外最新的药物或器械，为患者提供更多更好的治疗选择。国家卫生健康委员会将 GCP 临床试验纳入三级公立医院绩效考核指标和学科建设考核指标。临床试验机构建设还可推动医院绩效考核晋位升级，并促进学科建设和医院综合实力提高。

临床试验机构建设成功后如何运营是一个难题。医院为解决"如何让申办方选择新临床试验机构，新临床试验机构如何保证临床试验质量"等问题，不断加强 GCP 的培训学习，提高备案科室研究人员的 GCP 意识。对于临床试验经验薄弱的科室可按照 GCP 要求开展研究者发起的临床研究（Investigator Initiated Trial，IIT），提高临床试验能力，此外，通过持续的参访学习与进修，学习先进单位的经验与管理模式。未来，医院还将通过与药企、合同研究组织（Contract Research Organization，CRO）或临床试验现场管理组织（Site Management Organization，SMO）、同行等开展临床试验合作，共同推动临床试验机构的发展。

主要参考文献

[1] 杨泽华，李丹，李璟兮，等. 药物临床试验机构监督检查常见问题及监管建议 [J]. 中南药学，2024，22（5）：1395－1398.

[2] 徐萍，徐涛，周旋，等. 新形势下药物临床试验机构管理实践与探索 [J]. 中国医院，2023，27（8）：92－94.

[3] 石真玉，霍乐淳，周姚，等. 中国新备案药物临床试验机构及其临床试验开展情况分析 [J]. 中国食品药品监管，2023（3）：50－57.

[4] 甘园，黄燕萍，王晓宇，等. 基于高效团队理论的药物临床试验团队建设实践初探 [J]. 上海医药，2023，44（23）：95－98.

[5] 莫霞. 药物临床试验机构项目管理工作要点实践与思考 [J]. 中国处方药，2023，21（12）：58－61.

（刘秀琼）

第十三节　感控专职队伍建设

医院感染预防与控制（简称院感防控）工作开展需要不同专业背景的人才参与，其中医院感染控制（简称感控）专职人员是院感防控的中坚力量，承担着制定各种防控策略的职责，同时监督指导防控措施的落实，其专业能力对医院感染管理质量的提升具有重要影响。在助力医院高质量发展的大背景下，对感控专职队伍的建设显得尤为重要。

金堂县第一人民医院采取以下工作措施提升感控专职队伍建设。

一、工作措施

1. 感控队伍：合理配备感控人员，根据实际床位开放情况，医院按照专职人员与开放床位数 1：150 的比例进行配置，专职人员由过去的 3 名增加到 6 名。优化感控专业结构，医院在补充人员的同时兼顾优化专业结构，专业结构由过去单一护理专业向临床、护理、药学、预防医学以及卫生管理等多专业发展，并引进了高学历人员投入感控工作。

2. 培训体系：以岗位胜任力为导向，制订培训方案，培训方案包含培训目标、培训内容、培训时间、培训形式、考核等内容。首先对政策法规、感控基础知识、监测能力、沟通技巧、案例分析等进行培训。其次对培训时间进行总体安排，新入职人员送至临床、医技科室轮转学习，重点到 ICU、麻醉手术中心、血液净化室、微生物室等科室轮转学习，临床与科内工作时间 1：1，为期半年；每周固定时间进行线上及科内学习，专职人员轮流主持完成；每月组织案例讨论学习；每年组织专职人员外出参访学习 3~4 次。最后，每年培训考核 2 次，结果纳入专职人员绩效考核，同时外出培训后进行科内培训汇报。

3. 标准化工作流程：工作流程标准化可以提高专职人员的工作效率。①科室根据国家文件要求，制定督查表单、各类汇报、反馈表单模版，使工作标准化，便于专职人员快速开展工作。②感控新人在工作开展中缺乏对感控重点和风险点的把握，利用思维导图独立的图像记忆优势，将其应用到各项监测工作中，使工作变得简单化、条理化，提高工作人员效率，做到有的放矢。

4. 评价考核：评价考核是一种管理方法，它将强制、激励、沟通与说服、惩罚等管理手段进行较为合理地融合与平衡。

1）合理进行工作分配：每个专职人员均需承担临床科室管理工作、监测工作、突发事件处置以及指令性工作等。

2）分配原则：考虑专职人员专业特点、病区特点、工作时长、楼层分布等方面。

3）考评标准：首先对考评标准进行设计，标准由工作项目、项目负责人、项目分值、工作开展要求以及考核标准等组成。考评工作应针对完成质量、数量以及导致不良结果等方面进行评价。考评工作由全体专职人员参与。根据项目开展工作时长、难易程度、重要性等方面进行评价，采取 1~5 分赋分，为保障评分合理性，每个项目权重计算方式是去掉一个最高分、去掉一个最低分，最后平均得分为该项目最终权重分。

4）定期对考评标准进行修订：原则上每年集中讨论修订一次，新增项目临时讨论。

5）考核员：考核员由专职人员轮流担任，每半年轮转一次，每月考核员根据考评标准开展考评工作，考评结果由各专职人员复核，最后交由科室负责人对考评结果进行抽查审核。

通过建立考评标准，充分调动工作人员的积极性，同时培养专职人员科室管理能力，有力地推动工作开展。

专职人员片区管理分布见图 2－13－1。专职人员工作安排分配见图 2－13－2。手卫生监测见图 2－13－3。

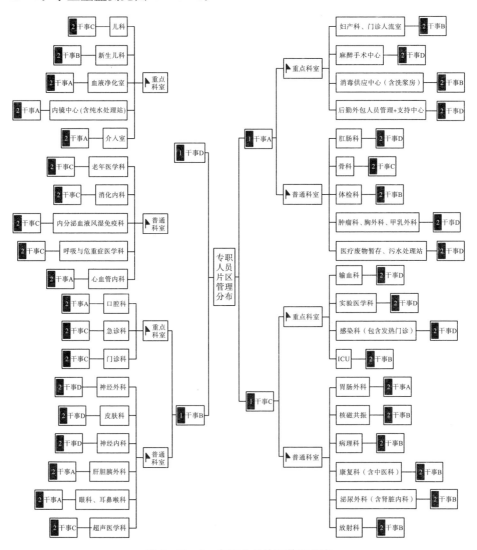

图 2－13－1　专职人员片区管理分布

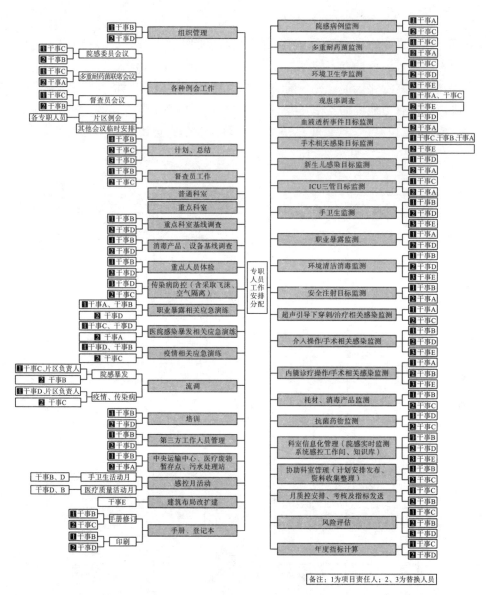

图 2-13-2 专职人员工作安排分配

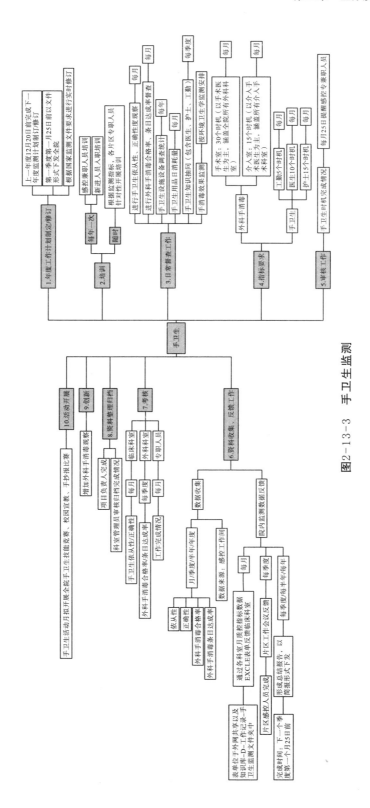

图2-13-3　手卫生监测

二、小结与展望

世界卫生组织对感控专职人员的能力提出了包括科研和管理等方面的要求。虽然医院通过系列举措提升了专职人员的能力，但是在科研及管理能力方面仍存在不足，因此需要在回顾工作开展的基础上，结合当下医疗质量发展方向，在做好基础感控工作的同时，将创新赋能融入感控工作，携手专科提升核心竞争力，共同促进医院高质量发展。

主要参考文献

[1] Cui L，He A，Wang X，et al，Development and validation ofacompetency evaluation model for hospital infection preventionand control practitioners in the post－pandemic era：a mixedmethods study［J］. J Hosp Infect，2022，119：132－140.

[2] 邹妮，孙喆. 医院感染管理——体系与实践［M］. 北京：世界图书出版有限公司，2020.

[3] 张树敬. 基于医院感染监测数据的医院感染管理质量评价［J］. 中华医院感染杂志，2021，20（12）：1139－1143.

[4] 付强. 完善新时期医院感染防控顶层机制设计［J］. 华西医学，2018，33（3）：235－239.

[5] 杨洋，赵霞，王力红，等. 医院感染管理专职人员专业胜任力评价体系的构建［J］. 中国感染控制杂志，2023，22（12）：1523－1529.

（龙学红）

第十四节　医疗纠纷预防与医患沟通

随着医疗技术的不断进步和人民群众法律意识的日益提高，传统医疗体制下的医疗服务已经难以满足新时代的最新要求，使得医患关系问题日益突出，医疗纠纷事件时有发生。医疗纠纷产生的原因众多，呈现出客观性、社会性、复杂性等特点。医疗纠纷分为医务人员过失行为引发的医源性纠纷和非医方因素引发的非医源性纠纷。根据中国医师协会统计，90%以上的医疗纠纷实际上是由沟通不当导致的，在已发生的医疗纠纷中，医患沟通不畅是最重要的因素。国家出台《中华人民共和国民法典》《医疗纠纷预防和处理条例》《关于进一步加强医疗机构投诉管理的通知》等法律法规，逐步完善相关医疗法律体系，提高医疗机构投诉处理规范化、科学化、法治化水平，改善医疗服务，实现多元化途径解决医疗纠纷。

现将金堂县第一人民医院医疗纠纷预防与医患沟通的经验总结如下。

一、工作措施

（一）医院医疗纠纷预防管理现状

1. 建立激励制度，医院建立的《医疗（安全）不良事件上报制度》对医疗纠纷的预防提供了具有可操作性、可行性的措施，充分调动了医务人员主动参与医疗纠纷预防的积极性。

2. 制定医疗纠纷解决机制，根据《关于进一步加强医疗机构投诉管理的通知》文件精神，医院制定《医院投诉管理办法》《重大医疗纠纷预警机制及应急预案》等规章制度，完善医院投诉管理组织架构，对医疗纠纷的处理、职责分工、应急预案等有明确的流程要求，确保依法、及时、有效化解矛盾纠纷。

（二）医患沟通在医疗纠纷中的作用

医患关系是医疗实践活动中最基本的人际关系，直接影响整个医疗卫生领域实践活动的展开与良性运转。医患沟通是构建良好医患关系的重要环节，可以在医疗纠纷处理中产生正面的效应，对医疗纠纷的发生有防范作用。

1. 充分重视医患沟通，建立畅通、高效和优质的医患沟通渠道，提高医患沟通效果，缓解医患冲突，促进医患双方友好协商解决问题。医院设立医患沟通办公室，配备专职工作人员负责日常投诉接待、纠纷处理。如果发生重大医疗纠纷或事故，专门成立协调组，全程配合司法、公安及患方进行协调处理。设置专门的投诉接待场所，并在显著位置公布投诉处理程序、地点、接待时间和联系方式，配备视频监控、录音设备等。医院强化医警联动处置机制，提高应急处置时效性。

2. 加强人文关怀，改善医患沟通。建立健全医患沟通机制，强化医务人员入职和在职培训，强化医务人员沟通意识，充分做到事前防范，利用医患沟通将医患矛盾解决在萌芽状态，避免医患矛盾升级。

（三）医患沟通技巧

及时有效的医患沟通是医疗活动得以顺利进行的重要保障，对于预防医疗纠纷、缓和医患矛盾、改善就医环境大有裨益。因此，在医疗纠纷制度指导下，医院制定并采用行之有效的沟通策略和医患沟通技巧。

1. 语言沟通的技巧：利用正确的处理技巧可达到事半功倍的效果。医患沟通时要创造友善、和谐的气氛，善于使用美好语言，拉近医患之间的距离；医护人员在与患者沟通时要对患者有充分的了解，注意语言的个体化，同时有技巧地多使用保护性语言，尽量避免应用容易引起误会的语言。

2. 非语言沟通的技巧：非语言性沟通对促进医患沟通有重要价值。医务人员的仪表整洁、态度和蔼、举止稳重等会使患者感到亲切可靠，产生尊重、信任的情感；医务人员要及时通过目光接触、表情等接收患者的反馈信息，并能予以正确理解，同时要善于运用目光接触反作用于患者，使其受到鼓励和支持，促进良好关系的建立。

3. 用心倾听的技巧：倾听是捕捉信息的重要过程，是人际沟通过程，尤其是医患沟通中最重要的环节之一。了解患者的内心世界和实际需求的第一步就是认真倾听。在进行医患沟通时，医务人员需要耐心听、动心听、主动听患者的意见，尊重患者提出的建议，营造一个让患者感到放松、安全的环境，使其畅所欲言地陈述病情和患病体验。

4. 把握医患沟通的适时性技巧与适当性技巧：在诊疗中，提前做好与患者及家属的沟通准备，及时完善医疗资料，应采用恰当有效的策略，保持诚恳平和的态度。此外，面对有医疗纠纷隐患或倾向的高风险患者时，应在医患沟通科主持下采取高风险病例特约谈话，采取行之有效的沟通策略，降低医疗纠纷的发生率。

二、小结与展望

1. 在管理层面上：医院在国家医事法律制度规范的指引下健全医疗纠纷多元化解机制，建立信息沟通机制，完善多部门联动工作机制，强化源头治理、责任落实，通过医院激励机制提高医务人员的工作满意度和积极性，提高医院管理水平，从根本上预防医疗纠纷的发生。

2. 在个人层面上：医院组织开展加强医院人文关怀、提升医务人员医患沟通能力的活动，对新入职的医务人员进行人际沟通、人文关怀、心理调适、相关法律法规及隐私保护等方面的专门培训，对已入职人员利用继续教育等方式分批轮训，通过对医患沟通技巧的培训，使其掌握医患沟通技巧及医疗纠纷预防和处理方法，切实有效地提高医务人员的医患沟通能力，从源头上减少因沟通不畅导致的医疗纠纷。

主要参考文献

[1] 余开焕，涂亚芳. 加强有效医患沟通缓解紧张医患关系 [J]. 中国现代医生，2016，54（7）：144-146.

[2] 王丹旸，朱冬青. 医患沟通障碍的心理解析：信息交换视角 [J]. 心理科学进展，2015，23（12）：2129−2141.

[3] 任朝来. 医患沟通的实用技巧 [J]. 医学与哲学，2015（11）：55−57.

[4] 田丰. 深化医疗纠纷多元化解决机制研究：以山西省为例 [J]. 医学与哲学，2021，42（17）：58−62.

[5] 王慧荣，陈越，滕迪，等. 医患关系视角下医学生共情能力的培养途径的探讨 [J]. 教育现代化，2019，6（88）：166−167.

（杨　翔）

第十五节　价值医疗驱动服务质效提升

哈佛大学商学院的 Michael Porter 教授在 2006 年提出"价值医疗"（Value−based Healthcare，VBHC）的概念。价值医疗关注临床疗效/健康结果（Health Outcome）与相关医疗开支（Cost to Deliver the Outcomes）之间的平衡，强调"以患者为中心"的、全程的、整合的医疗照护模式及以价值为核心的支付模式升级。近年来，价值医疗已经成为欧美发达国家政府和支付方推动医疗体系改革的关键词。为全面推动以治病为中心向以健康为中心转变，需要进一步推进医疗卫生服务、筹资支付体系改革，这也是价值医疗的努力方向。卫生健康事业的初心和终极目标是以人民健康为中心，推动医药卫生体制从服务量驱动转变为价值驱动，使有限的资源发挥最大效用，满足群众需求，使其获得更好的健康结果。

为更好地推动价值医疗管理，金堂县第一人民医院开创性地成立医疗价值管理科，探索推动相关工作。

一、工作措施

在医院党委指导下，以患者健康为中心，着手于院前、院中及院后 3 个阶段，多部门、多角度、多方共同参与，从学科拓展、技术发展、效率提升、质量提高等痛难点入手，赋予医疗价值管理工作内涵，从而达到梳理整合资源、优化工作流程、提升服务效率、提高患者满意度的综合目标。医疗价值管理科成立后，在以下几个方面开展工作并取得实效。

（一）实现医疗质量和医疗效果提质增效

采取补短板、拓技术、提效率、高质量的针对性措施，开展有计划的学科建设工作，成功孵化医疗美容科、临床营养科、全科医学科；调整病区床位配置，相当于增加床位资源近百张，推动"全院一张床模式"，促进跨病区收治患者近千例；信息化助力新技术、新项目申报及评审效率提高；日间手术病种拓展取得新的突破，探索成立日间化疗病房，进一步梳理并激发四级及微创手术开展活力。

（二）降低医疗费用，提供优质医疗服务

建立院内及县域医共体医疗技术推广宣传平台，加强 MDT 及中西医协同诊疗，优化急诊患者收治流程及 ICU 患者转出流程，提供更高性价比的医疗服务，让更多患者在家门口即能享受到更有价值的医疗服务。

（三）提高工作效率，实现医患满意度双提升

对内通过引入知识库系统、医疗质量管理系统，借力 OA 系统，医嘱申请流程、收费项目申请流程、医师轮转申请流程、医疗新技术新项目申报准入流程、医疗质量考核反馈、专业技术人员档案管理等数十项工作由线下转为线上办理，大大提高了行政工作效率，还时间于临床医生，提高医务人员满意度。对外优化医疗流程，整合各类服务项目进入一站式服务中心，让患者少跑路，让信息多跑路，进一步提升患者满意度。

（四）关注院前、院中及院后服务流程融合

拓展院前服务，整合微信公众号、互联网医院等网络服务人群，打通县域医共体医师互联网医院执业壁垒，联通线下线上诊疗流程，通过广泛开展科普教育、定期组织"金医健康大讲堂"、外出义诊宣传、肿瘤防治筛查等，助力服务关口前移，提升医护人员服务价值。精于院中服务，通过 MDT、以疾病为中心的病区整合（肿瘤疾病中心、消化疾病中心、神经疾病中心）等提升院中医疗服务质量。提升院后服务，提供体检延伸服务、上门医疗服务等，开展全程健康管理、慢病延伸管理，进一步提高医疗服务可及性，逐步实现全生命周期健康管理。

二、小结与展望

价值医疗倡导根据患者的社会需求，综合考虑其治疗效果、精神状态和生活质量以及治疗费用、预防成本和照护成本等。设置医疗价值管理科、探索管理模式是创新性工作，当前工作实践仅为探索医疗价值管理的一小步，对于其在医疗机构中广泛实践还有一大步需要前进。当然，医疗价值管理的成功实践也需要各方面的助力，既需要上级卫生行政部门的政策支持，也需要医院内部流程革新。

主要参考文献

[1] 于婷，严波. 以"价值医疗"为导向重塑医院运营管理模式 [J]. 中国卫生经济，2020，39（10）：65－67.

[2] 房良，王海银. 美国"价值医疗"的医疗服务实践研究及其启示 [J]. 卫生软科学，2019，33（12）：21－26.

[3] 方远，张娟娟，许建强，等. 中国式现代化视域下公立医院高质量发展时代要求与实现路径 [J]. 中国医院管理，2023，43（9）：1－4.

[4] 王博文，边黎明，汪卓赟. 价值医疗理念下公立医院绩效考核的探索与思考 [J]. 中国医院管理，2023，43（3）：63－66.

（何　理）

第三章　保障服务管理

第一节　医疗设备效益评估的方法与实践

目前，随着公众生活水平的提升以及医疗技术的日益进步，对医疗服务质量的要求和期待逐渐提高。医疗设备的更新换代，尤其是医疗机构引进前沿高效的设备，对稳步提升医院整体诊治水平和市场竞争力起到了举足轻重的作用。旧设备以及闲置设备的合理利用也能起到降低运营成本、提高资源利用率的作用。

医疗设备效益评估是对医院或医疗机构中使用的医疗设备进行全面、系统、客观的分析和评价，为设备的购置、使用、维护、更新或报废等决策提供科学依据。因此，医疗设备效益评估对于提升医疗质量和服务水平具有至关重要的作用。

一、工作措施

（一）设备购买前评估

为了更好地理解和使用医疗设备效益评估的数据，评估的基础数据应具有一致性和可比性。运营管理部对医疗设备购买前评估的相关基础数据来源和计算方法进行了规范，并制定了统一的标准。

1. 了解科室负责人申购意愿与申购理由：对于有多个设备购置需求的科室，让科室负责人结合科室未来发展规划、需求的紧急程度，将申购设备分为Ⅰ、Ⅱ、Ⅲ类，Ⅰ类紧要程度最高，Ⅱ类其次，Ⅲ类最低。每个申购设备应该根据科室实际需求与发展规划给出申购理由，为决策提供依据。

2. 相似设备调研：对医院相似设备进行分析、整理、盘点，对设备性能进行评估，将性能良好且闲置的设备重新调配到其他需要的科室使用，避免设备闲置。对于已损坏但仍有修复价值的设备，可以联系专业的维修团队进行修复，然后再次投入使用。计算相似旧设备的折旧情况，评估其剩余价值，这有助于医院确定是否继续使用旧设备或更新替换。了解旧设备的技术水平是否已落后，是否影响医疗质量和效率。通过对比新技术和设备，判断旧设备是否需要更新以满足当前医疗需求。

3. 设备市场价值评估：主要对医疗设备的品牌、型号、功能/性能等进行详尽的分析，确定设备在市场上的实际价值，从而为医疗机构资产经营提供依据，有助于医院在设备采购、更新或处置时做出更加合理的决策。

4. 设备有效寿命评估：主要通过对设备的制造日期、使用年限、使用频率等方面的全面考虑，确定设备的有效寿命，为医疗机构的长期规划提供依据。这将有助于医院更好地规划设备的使用和更新周期。

5. 设备购买成本分析评估：对医疗设备的购买成本进行全面分析，包括设备价格、运输费用、安装费用、培训费用以及初始维护费用等。

6. 设备运行成本分析：评估设备在使用期间的运营和维护成本，包括耗材费用、维修费用、人员工资等。

7. 设备投资回报率计算：利用投资回报率公式，结合预测的工作量计算出的收入和成本数据，计算设备的投资回报率。投资回报率越高，说明设备的运营效益越好。

8. 提出购买建议：根据综合评价结果，提出初步意见，为医院最终是否购买该设备提供决策支持。

（二）设备后效评价

1. 使用情况评估：统计设备的实际使用时间、频率以及使用人员等信息。分析设备的使用是否符合预期，为医院下次为该科室购买设备提供参考。

2. 经济效益评估：计算设备的投资回报率，考虑设备的购买成本、维护成本以及带来的收益。分析设备的使用是否提高了工作效率、降低了医疗成本。

二、小结与展望

通过设备效益评估可以明确自身需求，有针对性地选择设备，避免盲目购买和资源浪费，实现了资源的优化配置，提高了设备的使用效率。在设备购买前的评估过程中考虑设备的性能、稳定性、安全性等，从而确保所购买的设备能够满足临床需求。设备投入使用后持续后效评价，真正地做到设备的全生命周期管理。优质的医疗设备有助于提升医院的诊疗水平和服务质量，为患者提供更好的就医体验。

主要参考文献

[1] 房宇，赵坚，张春松，等. 医疗设备采购量化评估体系在医院物资配置管理中的价值研究 [J]. 中国医学装备，2024，21（2）：121−126.

[2] 焦贵荣. 医院医用设备经济效益评估研究 [J]. 经济师，2021（12）：263−264.

[3] 李霞，吕向辉，史肇辉，等. 医疗设备使用评价体系建设及应用案例 [J]. 中国医疗设备，2024，39（5）：99−106.

[4] 李维嘉，吴正灏，张雷，等. 基于我院实际需求的医疗设备效益分析系统的构建与应用 [J]. 中国医疗设备，2022，37（11）：112−117.

[5] 任晓敏，唐荣高，杨捷. 医院贵重设备运行绩效综合评估方法的分析与研究 [J]. 中国医疗器械杂志，2023，47（5）：587−590.

（徐　嘉）

第二节　电子二维码引领下的医疗设备全生命周期管理

在传统的医疗设备管理方式中，纸质卡片是一种普遍的管理工具。然而，纸质卡片存在着诸多弊端，如不便携带、易污损、查询效率低等。更重要的是，在紧急情况下，医护人员无法迅速获取设备的关键信息，这可能对患者的生命安全构成威胁。

金堂县第一人民医院采用电子二维码技术将设备的关键信息数字化，实现快速查询和高效管理。

一、工作措施

（一）组织体系构建

医院领导层高度重视设备管理工作，建立了以分管院长为核心的设备管理团队。通过组织医疗和技术专家进行深入研究和探讨，制定了详细的设备管理制度和操作流程。同时，医院加强了与上级部门和同级医院的交流与合作，积极借鉴先进的管理经验和技术手段，为项目的顺利实施提供了有力保障。

（二）数据整合与操作指南编写

医院对全院的医疗设备进行了全面的数据整合，包括设备的型号、规格、生产厂家、生产日期、使用说明书等信息。同时，医院组织专家编写了简洁明了的操作指南，旨在指导医护人员正确、安全地使用设备。这些操作指南涵盖了设备的操作流程、注意事项、维护保养等方面，为医护人员提供了有力的技术支持。

（三）二维码制作与贴放

在确保数据完整性和准确性的基础上，医院利用先进的二维码技术将设备信息和操作指南整合成二维码。二维码选用高质量、防水且耐磨的材料制作，以确保其长期有效性和稳定性。每个二维码都贴在对应设备的显眼位置，方便医护人员扫描查询。医院还建立了二维码管理系统，实现了对二维码的集中管理和实时监控。

（四）培训与推广

为了确保医护人员能够熟练地使用二维码进行设备管理，医院定期组织培训活动。培训内容包括二维码的扫描方法、设备信息的查询方式、操作指南的使用方法等。通过培训，医护人员对二维码管理系统的使用有了更深入的了解和认识，为项目的顺利实施提供了有力保障。医院还积极推广二维码管理系统，在全院范围内形成了良好的使用氛围。

二、小结与展望

项目实施后，取得了显著的成果。

（一）设备外观整洁与消毒便利

通过取消悬挂在设备上的各类纸质卡片，设备外观变得更为整洁美观。二维码具有防水耐磨的特性，不易污损和损坏，有效降低了设备的维护成本。此外，整洁的设备外观也方便了消毒工作，降低了医院感染的风险。

（二）操作便捷与安全提升

通过扫描二维码获取设备信息和操作指南，医护人员可以随时随地获取所需信息，消除了操作时的不便和潜在安全风险。同时，详细准确的操作指南也有助于提升医护人员对设备的熟悉程度和使用熟练度，进一步保障了患者的安全。

（三）信息查询与使用效率提升

电子化的设备信息存储系统大大提高了信息查询和使用效率。医护人员可以快速准确地获取设备信息，避免了因信息缺失或查找困难而导致的医疗差错风险。同时，电子化的信息存储也方便了数据的备份和恢复工作，确保了数据的安全性和完整性。

（四）降低劳动强度与提高工作效率

通过引入电子二维码管理系统，医护人员可以更加便捷地获取设备信息和使用指导，减少了与设备相关的烦琐沟通和查找工作。这不仅降低了医护人员的劳动强度和工作负担，还提高了整体的工作效率和服务质量。

总之，电子二维码管理系统得到了医护人员的广泛好评。该系统操作简单、方便实用、安全可靠，大大提高了工作效率。该系统的引入也体现了医院在设备管理方面的创新意识，提升了医院的品牌形象。

在未来的发展中，医院将继续深化医疗设备管理改革和创新实践。一方面，医院将进一步完善电子二维码管理系统的功能和性能，提高系统的稳定性和可靠性；另一方面，医院将积极探索将射频识别技术融入医疗设备全生命周期管理中，实现设备的实时追踪和监控，进一步提高设备管理的科学性和智能化水平。

主要参考文献

[1] 孙晓娇，朱岩，黄越玫，等. 精细化管理在手术室仪器设备管理中的应用效果分析 [J]. 医药卫生，2022（9）：195−198.

[2] 余杨，周丽英，吴国新. 二维码管理系统在急诊医疗仪器培训中的效果评价 [J]. 中国医药科学，2022，12（2）：178−181.

[3] 熊昌蓉，应朝宇，彭玉. 二维码技术在医疗设备档案管理中的应用 [J]. 医疗装备，2019，32（17）：39−40.

[4] 黄鑫. 基于 QR 二维码的医学装备信息化管理 [J]. 中国医疗设备，2019（1）：100−105.

[5] 潘文彦，虞正红，吴溢涛，等. ICU 仪器设备信息化管理系统建设及应用 [J]. 护理管理杂志，2019，19（9）：683−686.

（罗　飞）

第三节　县级医院耗材精细化全流程
管理的探索与实践

近年来，国家医保政策、集采政策等发生了显著变化，对医用耗材的管理提出了更高的要求。2019 年，国家发布《关于印发医疗机构医用耗材管理办法（试行）的通知》，明确要求医疗机构建立医用耗材信息化管理制度和系统。《关于印发公立医院高质量发展促进行动（2021—2025 年）的通知》进一步强调了提升医院内部管理规范化水平、构建全链条信息管理体系的重要性。

基于以上背景，金堂县第一人民医院决定采用耗材和试剂供应、加工、配送一体化供应链管理模式，即供应（Supply）、处理（Processing）、分配（Distribution）模式，简称 SPD 模式。

一、工作措施

（一）调研与考察

在引入 SPD 模式前，医院进行了全面细致的调研工作。医院通过官方网站发布公告，成功邀请了众多 SPD 服务供应商参与调研，并组织团队实地考察了数家已经成功实施 SPD 模式的医院。经过深入的分析和比较，医院最终选择了纯粹的第三方服务模式来实施 SPD 管理。

（二）与 SPD 中标供应商紧密合作

建立有效的沟通机制，确保供应商充分理解医院需求，对库房进行改造，给各临床、医技科室配备个人数字助理（PDA）、射频识别（RFID）打印机、唯一设备标识（UDI）扫码枪、普通标签打印机等硬件。同时，要求 SPD 供应商成立专门管理团队，负责耗材的全流程管理。

（三）数据整合与系统对接

在确保数据安全性和准确性的前提下，将 SPD 系统融入医院信息化管理系统，实现数据共享和互通。

（四）培训与指导

SPD 供应商组织医院相关人员进行系统操作和管理培训，确保他们熟练掌握新的管理模式和操作流程。同时，医院医学装备部加强与临床科室的沟通，及时了解需求变化，确保耗材供应的及时性和准确性。

二、小结与展望

通过引入 SPD 模式，金堂县第一人民医院在医用耗材管理方面取得了显著成效。

（一）库房智能化改造全面推进

完成了中心库房与二级库房的智慧化升级改造，提高了库房的运营效能。中心库房具备主动运营与保供能力，能够合理备货并实施主动补货策略，确保医用耗材的及时供应。

（二）耗材条码管理标准化

实现了院内高值耗材与低值可收费耗材的条码管理标准化，提高了耗材管理的准确性与工作效率。

（三）采购、配送与结算流程全面优化

通过全新的网络系统实时发送采购订单，减少供应商奔波成本；基于大数据算法精准配送科室所需物品，减轻科室工作负担；实现了耗材"零库存"战略目标，降低医院资金占用率。

（四）管理决策支持显著增强

SPD模式的实施使得管理层能够实时掌握最新、最准确的数据信息，为医院的管理决策提供了坚实支撑。

展望未来，随着医疗体制改革的持续推进和医院管理方式的不断创新，SPD模式将在医用耗材管理领域扮演更加关键的角色。医院将持续探索和完善SPD模式的应用，确保为医院的高质量发展提供更强大的支持。然而，在SPD模式的实施过程中，医院也遇到了一些挑战，包括人员培训、系统稳定性与数据安全以及临床科室的配合度等方面。对此，医院期望与更多同行分享经验，共同推进医用耗材管理的发展。

主要参考文献

[1] 刘同柱. 医用耗材 SPD 管理模式研究［M］. 合肥：中国科学技术大学出版社，2020.

[2] 王兴鹏. 现代医院 SPD 管理实践［M］. 上海：上海科学技术出版社，2019.

[3] 许翔，王伟明. 我国医疗机构供应链管理现状及建议［J］. 中国卫生产业，2016（8）：21−23.

[4] 梅国江，罗齐. 借助 SPD 模式再造医院医用耗材供应链的应用研究［J］. 中国医疗器械杂志，2020，44（1）：80−84.

[5] 闫美英，张强，程明，等. 创新 SPD 供应链管理赋能医院降本增效［J］. 管理会计研究，2021（4）：72−79，88.

（罗 飞）

第四节 医院内招标采购评审专家管理

招标采购在医院的日常运营中具有重要地位，它不仅直接关系到医院物资的稳定供应，更是提高医疗服务质量和患者满意度的关键环节。

为了维护医院内招标采购活动的公正性、公平性和透明度，金堂县第一人民医院深刻认识到评审专家在此过程中的核心作用，并采取了一系列有力措施来规范采购评审工作，提升评审质量，推动评审活动向规范化、程序化、标准化迈进。

一、工作措施

（一）评审专家的选拔与培养

1. 基本条件：评审专家需具备较高的业务素质和良好的职业道德，熟悉政府采购、招标投标的政策法规，身体健康，能够胜任评标、评审工作，并遵循客观公正、廉洁自律、遵纪守法的行为准则。

2. 专业要求：临床医技类专家需具备中级及以上专业技术职称；行政后勤类专家则需中级及以上职称或工龄 3 年以上；外部邀请的专家必须为本项目专业技术人员，不受职称或岗位等级限制。

3. 续聘条件：续聘评审专家需保持专业水平与执业能力，熟悉新政策法规，参加相关培训，遵守职业道德，且无违纪违法记录。

4. 退出机制：退休、健康等原因导致无法履行职责的专家，不再担任评审专家。

5. 专家库管理：建立精细化分组的专家库，分为"两个大组、十一个小组"。

1）行政后勤组：后勤小组、信息小组、医装小组、财务小组、医务小组、院感小组。

2）临床医技组：护理小组、外科小组、内科小组、医技小组、药学小组。

3）根据专家专业领域和特长进行动态增补和调整，确保专家队伍的时效性和专业性。

（二）评审专家管理

1. 聘用制度：评审专家实行聘用制，聘期三年，期满后根据考核情况决定是否续聘。

2. 管理机制：专家库遵循"统一设库，分类管理，资源共享，随机抽取，管用分离"的原则，由医院采供部、审计部、人力资源部、纪检监察室共同管理和维护。

3. 职责分工：采供部负责专家库的组建与抽取，审计部监督抽取过程并归档资料，人力资源部提供职称变动信息，纪检监察室负责备案及不良行为记录。

4. 评审流程：招标采购前，由采供部在审计监督下随机抽取专家组成评审组，确保评审的公正性和透明度。对于特殊项目，可邀请院领导、卫健系统专家或省级政府采购评审专家参与。

5. 培训与激励：医院定期为专家库成员组织培训，提升其专业素养和评审能力。同时，按标准支付评审劳务费，激励专家积极参与评审工作。

（三）**评审专家组建与抽取**

1. 评审专家组构成：由采购需求部门代表 1 名及随机抽取的相关领域评审专家组成，确保评审专家组人数为单数且不少于 3 人，负责评审项目、推荐中标候选供应商及出具评审报告。

2. 专家抽取程序：原则上在采购活动前 1 个工作日内于审计部监督下完成专家抽取，并填写《专家抽取表》存档备查。专家名单确定后原则上不得更改，如遇特殊情况需按程序重新抽取。

3. 保密原则：所有参与抽取、监督的人员必须严格遵守保密规定，不得泄露专家信息，违者将依相关规定追究责任。

（四）**评审专家的考核**

评审专家考核工作贯穿于专家聘用周期的始终，包括日常考核、年度考核等多种形式。日常考核通过日常监督与抽查，及时跟踪专家的工作表现；年度考核则是对专家全年工作的全面审视，包括自评、互评及上级评价，综合评估其专业素养、工作业绩及职业道德。

二、小结与展望

1. 通过定期的专题培训，评审专家队伍素质显著提升，确保每位专家都能紧跟医疗、信息、物资等领域的最新发展动态及政策导向。

2. 评审流程优化与效率提升，在审计部门的监督下随机抽取专家，确保每次采购项目的评审专家组都由来自不同领域、具备不同专业背景的专家组成，有效避免了人为干预，提升了评审过程的公正性。

3. 评审专家队伍的优化和评审流程的改进使医院的采购效率得到了显著

提升，采购周期明显缩短，有效降低了采购成本和时间成本，采购项目的成功率大幅提升。

未来，医院将继续加强评审专家的选拔与培养，完善工作流程，持续改进与优化评审工作模式，努力推动医院内招标采购评审工作再上新台阶。

主要参考文献

［1］弗布克管理咨询中心. 采购业务全流程风险管控工作手册［M］. 北京：化学工业出版社，2019.

［2］张志军，白如银，冯君. 政府采购全流程［M］. 北京：中国法制出版社，2019.

［3］吴龚. 医疗卫生机构合同规范化管理与审计实务［M］. 北京：企业管理出版社，2017.

［4］财政部. 政府采购评审专家管理办法［EB/OL］. https://www. mof. gov. cn/gkml/caizhengwengao/wg2016/wg201612/201704/t20170424＿2586519. htm.

［5］林青，董政军，王宏斌，等. 公立医院采购管理实务［M］. 武汉：华中科技大学出版社，2023.

（伍立立）

第五节　采购代理机构的遴选与管理

随着医疗行业的快速发展和医院对高质量发展的不断追求，对采购代理机构的专业素养、服务质量以及工作效率的要求日益提升。作为医院与供应商之间关键桥梁的采购代理机构，其专业素养、服务质量及工作效率对于促进采购流程高效、合规运行至关重要。

为了进一步加强对采购代理机构的管理，规范其从业行为，提升其工作质量、效率及服务水平，金堂县第一人民医院采取了以下措施。

一、工作措施

（一）代理机构的遴选

1. 医院通过市场调研、参考其他单位的合作经验等方式，了解代理机构的业界声誉，通过公开比选的方式，遴选出 3 家招标代理机构，共同组成招标代理机构库。

2. 医院与代理机构签订正式的委托协议，明确采购项目委托范围和权限、双方的权利和义务，规定采购过程中的各项事宜，确保采购工作顺利进行。

（二）代理机构的日常管理

1. 采供部的日常监督管理。

1）项目建组：采供部受理采购项目后，为每个采购项目设立项目工作组。采供部、采购代理机构、业务归口部门可以在项目组内沟通项目进展情况，从而大大节省沟通成本。

2）项目全过程跟踪管理：从采购项目受理、审批、委托，到讨论、审查、确认采购需求，再到编制采购文件、确认采购文件、组织评审、确定采购结果，采购活动全过程的各种信息均在项目组内反馈。采供部对整个项目全过程进行跟踪管理，确保项目的顺利进行和采购结果的公正性。

2. 建立采购监督工作小组，协同管控：由医院纪检监察室、审计部等职能部门组成采购监督工作小组，与采供部按照职责分工，共同对采购代理机构进行监督管理。

（三）代理机构的考核管理

由采供部负责对代理机构的日常管理及组织考核，采取积分制管理，采取实时考核与年度考核相结合的方式。

1. 实时考核：每个采购项目由参与该项目的采购人评审代表、监督人员对《采购项目参与工作人员问卷调查表》进行评分，采供部对问卷调查得分情况进行统计。

2. 年度考核：代理年度服务合同到期前，由采供部及相关部门组成考核小组，按照《代理机构年度考核表》对代理机构进行综合考核。

3. 代理机构年度考核得分不合格的，纳入医院失信供应商名单管理。

（四）有下列任一情形的，立即终止代理年度服务合同

1. 收受与代理项目有利害关系人的财物或其他不正当利益，与医院工作人员、供应商等串通损害医院利益，存在弄虚作假、干扰评审专家评审等重大违规违纪违法行为。

2. 不遵守医院管理制度，不接受医院监督，不听取医院合理化意见，被医院采供部、审计部和纪检监察室等管理监督部门两次及以上书面警告。

3. 损害医院利益或给医院带来严重负面影响。

二、小结与展望

医院通过实施一系列的管理措施，不仅构建了一个高效、合规、透明的采购环境，还显著提升了采购工作的专业性和服务质量。从代理机构的严格遴选到日常管理的精细化，再到考核机制的全面覆盖，每个环节都紧密相扣，确保了代理机构能够充分发挥其作为医院与供应商之间桥梁的重要作用。

展望未来，医院将继续深化与采购代理机构的合作，不断优化管理机制，探索更多模式。同时，医院也将保持对采购代理机构的严格监管，确保其始终遵循法律法规和医院规章制度，维护医院的合法权益和良好形象，为医院的高质量发展提供强有力的支撑和保障。

采购项目参与工作人员问卷调查表见表3－5－1。代理机构年度考核表见表3－5－2。

表3－5－1　采购项目参与工作人员问卷调查表

序号	项目名称	代理机构名称	开标时间	是否成交	采购人评审代表评分					监督人员评分					得分
					服务是否规范(1分)	开评标准备工作是否充分(1分)	是否影响评审专家独立评审(1分)	是否有损害医院利益的情形(1分)	开评标环境是否合理规范(1分)	是否按照法律规定组织开评标(2分)	开评标环境、设施设备运行是否良好(2分)	开评标秩序是否规范有序(2分)	是否采纳监督人员提出的合理监督意见(2分)	是否维护采购人利益(2分)	

表 3-5-2　代理机构年度考核表

序号	考核项目	主要考核内容	加分/扣分标准	得分
（一）政策法规（15 分）	政策法规执行（15 分）	采购项目执行相关法律法规的情况，执行医院《采购管理制度》等规章制度的情况	1. 发生一例扣 5 分；严重情形（指受到罚款、列入不良行为名单、在一定时间内被禁止代理政府采购业务、吊销营业执照及被依法追究刑事责任）直接终止业务合作 2. 本项总计 15 分，扣完为止	
（二）业务能力（70 分）	采购需求管理（10 分）	按照《政府采购需求管理办法》相关要求，为采购项目提供采购需求调查、采购计划编制、协助医院开展采购计划和采购需求审查等工作	1. 不积极配合医院开展需求管理相关工作的，一次扣 2 分 2. 本项总计 10 分，扣完为止	
	采购文件编制（20 分）	采购文件编制合法合规，包括资质门槛及采购需求无明显倾向性或排他性条款，评分标准设置科学、细化、合理，采购文件无前后不一致或明显错误（代理机构提出修改意见，采购人未采纳的情形除外）等	1. 采购文件编制与采购需求不一致，尚未损害医院利益或给医院带来严重负面影响的，一次扣 4 分 2. 未按照医院最终审定的文件挂网的，尚未损害医院利益或给医院带来严重负面影响的，一次扣 4 分 3. 采购文件内容不符合有关规定或前后矛盾或有歧义或不完整等情形，一次扣 1 分 4. 采购政策解释和应用错误的，一次扣 1 分 5. 代理机构原因导致未按照医院要求时间节点完成采购文件编制的，导致重新备案的，一次扣 1 分 6. 本项总计 20 分，扣完为止	
	信息公告和标书售卖（5 分）	信息发布及时、内容规范，在主管部门指定的媒体发布，标书售卖操作规范，期限与信息发布期限同步等	1. 未按相关法律规定发布信息的情形，一次扣 1 分 2. 未按照医院要求的时间、内容和渠道发布和转载采购信息的，一次扣 1 分 3. 未按照相关法律规定售卖标书的，一次扣 1 分 4. 本项总计 5 分，扣完为止	
	开标和评标（10 分）	按程序规范组织开标和评标，及时规范地抽取专家，不在开标后接受供应商投标，提醒专家不擅自改变招标文件中规定的评标方法、标准和中标条件，发现专家打分畸高、畸低或有明显倾向性时及时提醒专家，有异常情况向医院和主管部门报告等	1. 未按照规范程序组织开评标的，一次扣 1 分 2. 未按照相关法律规定抽取评审专家的，一次扣 2 分 3. 影响专家独立评审的，一次扣 4 分 4. 在对评审报告进行复核时，发现明显错误但未及时提醒专家的，一次扣 1 分 5. 本项总计 10 分，扣完为止	

序号	考核项目	主要考核内容	加分/扣分标准	得分
（二）业务能力（70分）	档案移交（5分）	负责招投标文件一致性核对，负责整理委托项目的档案资料，及时提交评审报告，通知中选供应商领取中标通知书和与医院签订合同，规定时间内提交备案文件	1. 未及时通知供应商领取中标通知书，扣1分 2. 代理机构原因导致未及时通知成交供应商签订合同，致使合同签订时间超出法定时间的，扣1分 3. 评审结束后，未将采购项目投标文件（副本）、评审报告（复印件）移交医院采购人代表，一次扣1分 4. 其他相关资料在采购工作结束后3个月内，编制备案文件移交给医院，未及时移交的，一次扣1分 5. 未按医院要求协助组织验收的，一次扣1分 6. 本项总计5分，扣完为止	
	询问质疑投诉处理（10分）	质疑答复及时、内容全面规范，积极配合主管部门的投诉处理工作	1. 询问、质疑、投诉未及时答复，一次扣1分 2. 按照法律认定，或经主管部门认定，代理机构负有部分责任的有效投诉（投诉至财政部门），一例扣2分；代理机构负有全部或主要责任的投诉，一例扣5分 3. 本项总计10分，扣完为止	
	信息报送与监管配合（5分）	按照医院的要求及时报送统计数据，重大事项及时报告；配合医院相关部门的抽查、检查工作	1. 信息报送不及时，一次扣1分；重大事项未及时报告，一次扣2分 2. 拒绝配合医院依法实施合理监管，一次扣2分 3. 未积极配合医院相关部门抽查、检查工作，不及时提供相关资料的，一次扣2分 4. 本项总计5分，扣完为止	
	意见整改（5分）	对医院采供部、审计部有关意见的整改及回复	1. 不配合医院审计、巡查等工作的，一次扣3分 2. 拒绝提供审计、巡查所需材料的，一次扣3分 3. 对审计、巡查提出的问题及意见不整改的，一次扣3分 4. 本项总计5分，扣完为止	
（三）采购人评审代表意见（5分）	采购人评审代表意见（5分）	通过问卷调查的方式收集医院派遣的采购人评审代表的意见和建议（加权平均）	总分为5分	
（四）监督意见（10分）	审计部意见（10分）	通过问卷调查的方式收集医院派遣的监督人员的意见和建议（加权平均）	总分为10分	
基础得分：				

续表3-5-2

序号	考核项目	主要考核内容	加分/扣分标准	得分
（五）专业赋能	业务咨询	为政府采购及建设工程招投标业务提供咨询服务；梳理相关政策法规，指导业务办理流程，提示相关风险，提出解决措施	1. 配合医院修订相关制度、流程等工作，一次加1分 2. 指导医院实施重大复杂采购项目，一次加2分 3. 为医院招标采购工作提出建设性意见，一次加1分 4. 一年内无职责范围内的有效投诉，年度考核加5分 5. 主动配合医院需求管理工作并提出建设性意见（如工作方式、文件模板数据应用等），切实提升需求管理水平的，年度考核加1分 6. 发现采购需求限价虚高并采取切实可行的措施后，为医院挽回损失的，一次加1分	
	业务培训	提供招标采购相关培训工作等	1. 开展专题培训，一次加2分 2. 邀请国家级专家授课，一次加10分；省级专家授课，一次加5分	
其他得分：				
合计得分：				
一票否决	廉洁自律情况		1. 收受与代理项目有利害关系人的财物或其他不正当利益，与医院工作人员、供应商等串通损害医院利益的，存在弄虚作假、干扰评标专家评标等重大违规违纪违法行为 2. 不遵守医院管理制度，不接受医院监督，不听取医院合理化意见，被医院采供部、审计部和纪检监察室等管理监督部门两次及以上书面警告 3. 损害医院利益或给医院带来严重负面影响 4. 代理机构年度考核得分在85分（不含85分）以下的为考核不合格，纳入医院失信供应商名单管理 5. 存在以上任一情形，医院有权终止代理年度服务合同	
考核小组：				

参考文献

[1] 弗布克管理咨询中心. 采购业务全流程风险管控工作手册 [M]. 北京：化学工业出版社，2019.

[2] 张志军，白如银，冯君. 政府采购全流程 [M]. 北京：中国法制出版社，2019.

[3] 吴龚. 医疗卫生机构合同规范化管理与审计实务［M］. 北京：企业管理出版社，2017.

[4] 林青，董政军，王宏斌，等. 公立医院采购管理实务［M］. 武汉：华中科技大学出版社，2023.

（毛艾琳）

第六节　医院能源管理创新实践

医院作为特殊的公共建筑，具有全年不间断运营、用能系统复杂等特点。能源消耗巨大，能源成本不断攀升，给医院的可持续发展带来了挑战。合同能源管理作为一种新型的能源管理模式，为县级医院的节能减排和能源成本控制提供了新的思路和途径。合同能源管理是指节能服务公司与用能单位以契约形式约定节能项目的节能目标，节能服务公司为实现节能目标向用能单位提供必要的服务，用能单位以节能效益支付节能服务公司的投入及其合理利润的节能服务机制。合同能源管理包括节能效益分享型、节能量保证型、能源费用托管型等。

金堂县第一人民医院结合医院实际情况，选择节能效益分享型进行合同能源管理改造，该项目于 2023 年 6 月完成。

一、项目实施方法、措施

1. 由节能服务公司向医院提供项目设计、设备采购、工程施工、设备安装调试、人员培训、委托第三方机构检测（节能效果检测）等一整套的合同能源管理服务。

2. 采用节能效益分享型。节能效益由医院与节能服务公司双方在合同有效期内按双方约定的比例分配。节能项目的设备投资款、安装调试费、技术服务费及合理利润等均以项目节能效益分享的方式由医院从节省的能源费用中支付给节能服务公司。

3. 成立统一的后勤运维中心，严格落实节能管控。在医院配电系统上搭建能耗管理系统，通过计量表的安装、能耗管理软件的布置，实现远程设备能耗分析、分户能耗分析、用电参数实时监控、报表打印、能耗对比等多项目标。通过能耗管理系统，实现用能数据实时自动记录；同时通过医院能效管理平台，实现所有重点用能设备的远程智能管理，数据实时分析。

4. 针对医院具体情况，进行以下改造。

1）中央空调系统能效提升节能改造：

（1）对地源热泵中央空调系统进行智能化控制节能改造，实现按空调负荷动态调节。

（2）通过智能控制中心、压力传感器、电动开关阀、智能流量计、热能回收等，实现住院楼、门诊楼地源热泵中央空调可视化、智能化，节能高效运行。

（3）对手术室、ICU 中央空调进行节能改造，实现温度、湿度、风速、开关等远程调节控制，落实手术室、ICU 空调系统管理的可视化、智能化。

2）自来水节水与智能水务管理改造：

（1）通过安装计量智能水表，全院自来水实现分楼栋、主要用水分系统计量和数字化管理。

（2）对医院自来水管网进行水平衡测试，测试管道、查找漏点、修补管道，并对老旧管网进行改造，提升管网建设质量，减少水源浪费。

（3）新增智能水务管理系统，用水数据实时上传到系统，不定时进行用水数据分析，实现用水异常报警等。

3）生活热水系统能效提升节能改造：

（1）利用空调机房环境余热和配电房环境余热，新建室内循环式空气源热泵系统，吸收环境余热，用于生活热水系统的补充，降低热水制备成本。

（2）实现生活热水系统智能切换，远程控制，实现整个生活热水系统可视化、智能化，节能高效运行。

4）住院楼、门诊楼、地下室照明系统能效提升：对医院部分公共区域照明新增智能控制系统，通过网关代码对其进行远程监测控制，根据不同时间按照各个功能区域的运行情况进行公共区域照明灯具的开关调节，避免长明灯，在不同的场景下，实现按需提供照明亮度，提高医院照明舒适度，延长照明灯具寿命，降低运行成本。如地下车库实现了感应照明，人来灯亮，人走灯暗，改善照明环境，兼顾节能。

5. 医院能效数字化管理中心改造：通过投入一套数字化管理软件，实现整个医院能耗数据的实时采集，并在医院能效数字化管理中心使用大屏投放展示，如出现数据异常报警，工作人员可以及时到现场查看、处理；建设一套视频监控系统用于重点位置设备的远程视频监控，实现所有能效提升节能改造系统可视化、智能化，节能高效运行。

二、小结与展望

合同能源管理模式的实施，使医院在节能降耗方面取得了显著成效。通过节能改造和优化管理，医院能够大幅降低能源消耗和运营成本，提高经济效益。

合同能源管理在县级医院的应用具有广阔的前景。随着技术进步和市场扩大，县级医院将更多地采用合同能源管理模式进行节能改造。这不仅有助于降低医院的运营成本和提高能效，还有助于推动整个社会的节能减排和可持续发展。

医院也将加强内部管理，建立节能文化，使节能意识深入人心，形成全院职工参与的节能氛围，努力创建节约型公共机构示范单位，共同推动医院的可持续发展。

主要参考文献

［1］张海霞. 精细化管理在医院后勤管理中的实践探究［J］. 财经界，2021（28）：80－81.

［2］刘家贝. 合同能源管理模式在医院节能管理中的应用［J］. 中国研究型医院，2022（2）：28－32.

［3］曹伟. 基于合同能源管理模式的医院建筑节能改造研究［J］. 河南科技，2023（5）：95－100.

［4］高燕，沈恋迪. 某院智慧化后勤能源管理在医院管理中的实践［J］. 山西医药杂志，2022（8）：924－926.

［5］刘阳萍，吴耿. 医院后勤智慧化运维体系的构建与应用［J］. 现代医院，2023（1）：117－119.

（唐　春）

第七节　安防系统建设与治安管理的实践与创新

随着社会的快速发展，公共安全问题日益凸显。医院作为公共服务的重要场所，安防系统建设与治安管理显得尤为重要。人流量激增、人员流动复杂、技术防范有限和医患纠纷时有发生等，使得医院安防和治安工作难度不断增大。为应对这些挑战，医院亟须加强安防系统建设，通过不断创新和优化安防与治安管理，提升治安管理水平，确保医院的稳定安全，为广大人民群众提供

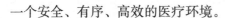

一个安全、有序、高效的医疗环境。

以下是金堂县第一人民医院的安防系统建设与治安管理实践经验。

一、工作措施

（一）强化人员进出管理

为确保安全，医院进一步强化对进出人员的管理。通过安装 X 线安检机、安检门及在重点位置设置门禁系统等方式，加强对进出人员的管理。同时，增加安保巡逻频次和对可疑的进出人员进行安检，以防范潜在的安全风险。

（二）建立技防系统

医院参照国家及行业标准，结合实际情况，建立了包括视频监控系统、入侵报警系统、一键式报警系统、门禁系统、电子巡查系统等在内的全面技防系统。同时，医院建立监控中心，集中监控医院各区域的安防情况，实现快速响应和处置。此外，通过线上实时监控与线下治安巡逻的紧密结合，全面监测并及时处理各种治安问题，致力于为患者营造一个安全、有序的治疗环境。

（三）优化医疗纠纷处理机制

为了进一步提升患者满意度，有效预防、妥善处理潜在的医疗纠纷，医院成立了一站式服务中心和医患沟通办公室，以提升服务效率，及时化解可能出现的矛盾，确保医院的和谐稳定。

（四）提升治安管理团队能力

医院高度重视治安管理团队的能力提升，定期开展安保知识和技能培训，每年至少开展一次防恐防暴应急演练，通过模拟真实恐怖袭击场景，加深安保人员对反恐知识的理解，使其熟练掌握应对措施。此外，为进一步强化安保人员的身体素质和反应能力，医院还组织安保人员进行每日晨练，包括体能训练、队列训练等。这一系列举措相互配合，形成了一套系统、高效的安保培训模式，为医院构建了一支高素质、高能力的安保团队，确保在面对各种突发事件时能够迅速、有效地应对，为医院的稳定和安全提供坚实保障。

（五）加强外部合作与信息共享

为了打造坚实的安全防线并提升应急响应能力，医院积极加强与外部相关单位的合作。遵循《成都市医院安全保卫工作管理规范》，设立警务室，以大幅提升日常安全巡逻与整体保卫能力。同时，通过与"蓉义卫一键报警"系统的深度整合，医院实现了与警方的即时信息互通，在紧急状况下能迅速启动自救机制并即刻获得外部救援。

二、小结与展望

安防与治安管理是保障医院安全运营的核心，通过强化人员进出管理、建立技防系统、优化医疗纠纷处理机制、提升治安管理团队能力、与警务部门建立紧密合作关系，成功筑起了安全防线。这些综合措施有效应对了复杂多变的环境挑战，确保医院内部的安全稳定，实现医院长时间无安全事故，为医患双方营造了一个安心、和谐的医疗环境。

展望未来，医院将继续深化安防创新，探索与现代安全需求匹配的前沿做法。计划引入 AI 和大数据分析优化监控预警，实现精准风险识别和快速响应。同时，医院将加强与同行的交流合作，借鉴同行的先进安防理念，提升安全治理水平。增强全体职工安全意识和应急处置能力，加强治安管理团队建设，以应对复杂安全挑战。通过这些创新努力，医院将构建更安全、高效、智能的安防系统，为患者和医护人员提供坚实保障，推动服务质量提升。

主要参考文献

[1] 韩雪峰，乔阳阳. 医院多场景融合智能门禁系统的设计与实现 [J]. 中国卫生信息管理杂志，2024，21（1）：111-115.

[2] 温利军，赵卫康. 医院智能安防系统升级方案的实施与探讨 [J]. 医疗装备，2022，35（11）：12-14.

[3] 晏合虎，陈虹全. 浅析医院安全保卫工作影响因素及应对措施 [J]. 办公室业务，2020（17）：80-81，121.

[4] 郑建明. 基于 AI+安防在医疗智慧化运营中的应用浅析 [J]. 中国安防，2020（5）：61-64.

[5] 靳龙雪. AI+安防在智慧医疗中的深度应用与前景 [J]. 中国安防，2020（5）：65-67.

（黄　玲）

第八节　消防管理的实践与创新

在医疗行业中，消防管理是医院正常运行的基石，直接关系到患者的生命安全和医务人员的职业安全，其重要性不言而喻。医院作为一个特殊的公共场所，面临着人员密集、易燃易爆化学危险品多、电气设备使用频繁等火灾风险，消防管理难度极大。近年来，国家对安全生产工作的重视程度不断提升。

在这样的背景下，金堂县第一人民医院积极响应国家安全生产的要求，将消防安全作为重中之重，不断创新和优化消防管理实践，增强全体人员的安全意识，确保医院的消防安全，为患者和医务人员筑起一道坚实的生命安全屏障。

一、工作措施

（一）开展消防安全教育和演练

定期组织消防安全知识讲座和演练，每半年至少开展一次灭火和应急疏散演练，定期聘请安全专家到医院开展讲座，增强职工的消防安全意识和应对能力。在安全生产月及"119 全国消防日"等，采用线上消防安全知识宣传和线下设立宣传点等多种形式，对职工及患者家属进行消防安全宣传。

（二）建立健全考核机制

为确保消防安全教育和培训的效果，医院建立了健全的考核机制。在培训结束后，对职工进行测试或实操考核，以检验职工对消防安全知识的掌握程度。同时，医院还将消防安全考核纳入绩效评价体系，与职工的晋升和奖惩挂钩，从而激励职工重视消防安全。

（三）加强网格化管理

按照"党委领导、部门监管、支部牵头、科室负责、全员参与"的原则，医院积极构建专属网格管理体系，以党建为引领，探索消防安全服务管理的新路径。在医院的三级网格管理体系中，一级网格是医院专属网格，由医院党委书记统筹全局，确保各项决策部署的贯彻执行。二级微网格以党支部为单位，支部书记担任微网格员，定期检查、指导所辖三级微网格的工作。三级微网格则以科室为单位，科室负责人作为微网格员，随时掌握科室内的消防安全情况，发现问题及时处理。这种网格化的管理方式明确了各级网格员的职责任务，实现了医院管理的"无遗漏、全覆盖、消盲区"，为医院的稳健运营提供了坚实保障。

（四）推进安全生产责任清单管理

在原有的消防安全管理制度的基础上，医院全面推进安全生产责任清单管理工作，特聘四川省安全生产应急管理火灾防治组专家及中级注册安全工程师为医院提供安全技术支撑服务，结合医院实际情况提出专业建议和意见。通过相关专家的指导，医院进一步完善安全生产责任清单，明确各级管理人员和职工的职责和任务，真正做到责任到人、任务明确。这一举措提高了消防安全管理的效率，有效地避免了责任推诿和扯皮现象的发生，为医院的安全稳定运营提供了有力保障。

（五）加强消防安全检查和监督

为全面提升医院消防安全水平，医院采取了严格的消防安全检查和监督措施。院领导亲自负责，每周组织安全检查小组开展安全检查，同时，在检查过程中随机抽查职工及第三方工作人员的消防安全培训记录和设施设备操作情况，以确保所有人员都具备必要的消防安全知识和技能。对于检查中发现的问题，及时与相关科室及第三方单位沟通并要求其限期整改，并对整改情况进行跟踪和验证，确保问题得到有效处理。

（六）开展消防安全风险评估

医院定期对院内的消防安全状况进行评估，分析医院在消防安全方面存在的风险和隐患，制定相应的防范和应对措施。通过风险评估，医院可以及时发现并解决消防安全问题，提高医院的消防安全水平。

二、小结与展望

医院消防管理是医院整体安全不可或缺的一部分，其成功实施依赖于医院全体人员的通力合作。以上消防安全举措强化了全员合作与责任，显著减少了火灾隐患与风险，提升了管理效率，不仅为医务人员和患者构建了更加安全的医疗环境，还赢得了上级部门的高度认可与肯定。

展望未来，引入智能消防系统将成为医院消防安全管理的重要发展方向，利用物联网技术，实时监控消防设施状态，并在发现异常时及时报警，以便迅速应对风险。同时，该系统还能深入分析消防安全数据，为管理层提供科学的决策依据，进一步精准制定消防安全策略。智能消防系统的引入不仅将提升医院的消防安全水平，还能为患者和医院职工创造更加安全的环境，标志着医院在消防安全领域逐步迈向科技化、智能化新时代。通过这些综合措施，医院的消防安全将得到更加全面和深入的保障。

主要参考文献

［1］戴林，单理宇. "智慧消防"在医院消防安全管理中的应用研究［J］. 中国信息化，2022（10）：60—62.

［2］张勃，王志东. 新时期医院消防安全管理现状及应对措施探究［J］. 新西部，2020（17）：48，68.

［3］尤作尊. 浅谈医院消防安全管理存在的问题与应对措施［J］. 世界最新医

学信息文摘，2019，19（72）：253－254.

［4］苟文安. 浅谈医院消防安全隐患及对策［J］. 消防界（电子版），2019，5（12）：55－56.

［5］许浩宸. 医院安全保卫与消防安全工作问题及重要性研究［J］. 办公室业务，2019（4）：88－90.

（李　韬）

第九节　构建风险防控体系　升级医院应急管理机制

医院是公共服务机构，具有人员密集、人员复杂、人群集中、流动性大等特点，日常工作中会使用易燃易爆化学危险物品，产生医疗废物，极易产生安全隐患。同时，医院作为社会的重要组成部分，需要时刻准备应对各种突发事件（自然灾害、事故灾难、公共卫生事件、社会安全事件等）。建立健全应急管理体系能够帮助医院及时发现潜在风险隐患，进行风险评估和控制，降低风险发生的可能性，进一步提高医院保障公共安全及突发事件预防和应对管理能力，使医院有效预防和妥善处置各类突发事件，控制、减轻和消除突发事件引起的严重危害，规范突发事件应对工作，保证应急情况下医院正常的医疗秩序，促进医院全面协调与可持续发展。

以下是金堂县第一人民医院的构建风险防控体系和升级医院应急管理机制实践经验。

一、工作措施

（一）健全应急管理组织架构

明确院长是医院党委领导下的应急管理工作第一责任人，统一组织领导突发事件应急工作，遇重大突发事件时直接组织指挥应急处置工作。成立应急工作领导小组，下设综合协调保障组、紧急医学救治工作组、公共卫生事件工作组、自然灾害事件工作组、事故危害事件工作组、社会安全事件工作组等专业工作组。

（二）开展灾害脆弱性分析

基于改良版 Kaiser 模型（该模型由美国 Kaiser Permanente 医疗集团开发，采用表格的形式，对灾害事件从发生的可能性和后果的严重性等方面打分，并进行事件的风险值计算，目前是灾害脆弱性分析最常用的方法）定期开展医院灾害脆弱性分析，通过综合性评估和趋势研判，系统识别潜在风险，发布医院高风险事件预警，督促有关职能部门按照职责分工，加强安全监督管理，及时发现和处置各类风险隐患，落实风险管控措施。

灾害脆弱性分析流程见图 3-9-1。

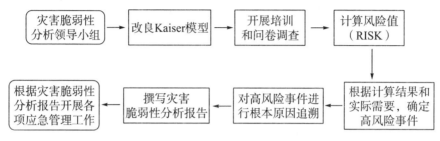

图 3-9-1 灾害脆弱性分析流程

（三）制定应急预案并开展演练

结合实际制定符合医院院情的突发事件总体应急预案，对医院应急管理工作原则、突发事件的分级分类、应急管理组织体系、预防与应急准备、运行机制、应急处置与救援、事后恢复与重建、信息发布、资料收集和宣传报道、责任与奖惩做出详细规定并严格监督执行。督促相关部门针对具体突发事件制定应急预案并开展应急演练。所有防灾训练和应急演练于开展实施前 5 个工作日报备，开展实施后的 3 个工作日内将演练资料整理存档并备案。

（四）完善配套制度

制定卫生应急队伍管理办法和应急物资管理规定，保障医院卫生应急队伍建设和应急物资储备。

（五）建立责任与奖惩机制

突发事件应急处置工作实行奖惩及责任追究制。对积极参与突发事件应急处置工作，取得突出成绩的先进集体和个人给予表彰和奖励；对不负责任、不履行岗位职责、不服从指挥调度或者在应急管理工作中有其他失职、渎职行为的，依照医院相关规章制度进行处理，构成违法或犯罪的，移送公安机关进行处理。

一级响应突发事件应急响应参考流程见图 3-9-2。

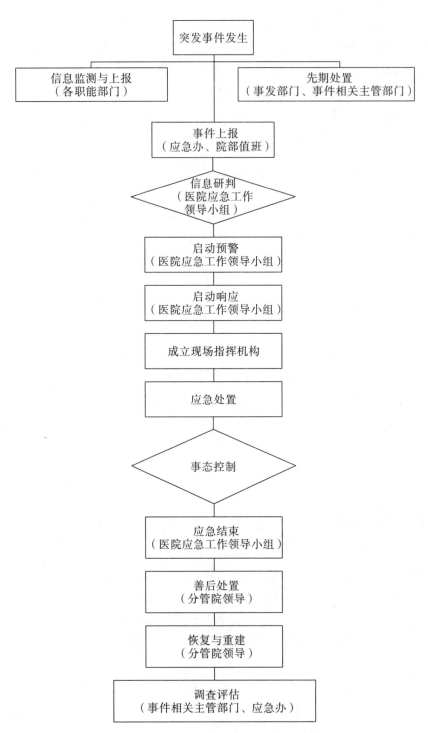

图 3-9-2　一级响应突发事件应急响应参考流程

二、小结与展望

通过建立健全应急管理体系，医院明确了各分管口和部门在应急管理各流程、各阶段的职能职责，建立起横向到边、纵向到底的突发事件应急预案体系和应急演练监督机制，确保潜在的突发事件风险均有相对应的应急预案，举行应急演练，充分发挥应急演练检验预案、磨合机制、锤炼队伍的作用。组建起紧急医学救援类、突发急性传染病防控类、突发中毒事件处置类三大类卫生应急队伍，构建科学合理的应急物资管理机制，提高医院卫生应急处置能力和突发事件物资保障能力，切实维护应急管理体系的整体有效性。

展望未来，在数字中国的战略背景下，智慧应急建设是社会发展的大趋势，医院作为应急卫生救援的重要一环，应主动融入地方政府智慧应急体系建设，同时医院还应加强内部应急管理信息化建设，通过信息手段实现自动识别风险、快速预警和响应处置等，实现应急管理精细化、标准化、规范化。只有这样，才能更加有效地应对各类突发事件和灾害事故，保障患者、职工的生命财产安全和医院稳定发展。

主要参考文献

[1] 李季，李雪峰. 以新时代党的创新理论为指引提升基层应急管理能力 [J]. 中国应急管理科学，2024（3）：1−8.

[2] 四川大学华西医院. 突发事件总体应急预案 [Z]. 2022.

[3] 钟开斌. 提升基层应急管理能力的六个着力点 [J]. 中国减灾，2024（9）：10−13.

[4] 徐志伟，朱振利，李振香，等. 基于 KAISER 模型的灾害脆弱性分析在医院应急管理中的实证研究 [J]. 中国研究型医院，2018，5（5）：1−6.

[5] 张景琪，王麒臻，李颖，等. 基于多案例的新一代信息技术赋能应急管理的模式分析 [J]. 中国应急管理科学，2024（5）：90−106.

（江恒洋）

第十节 职工绿色通道就医管理

随着金堂县第一人民医院医疗服务质量的稳步提升，来院就诊患者人数逐年增加，职工在本院就医面临的困难不断增多，包括挂号难、等待时间较长、易被患者误解引起纠纷等，长此以往必将影响职工的幸福感和对医院的归属

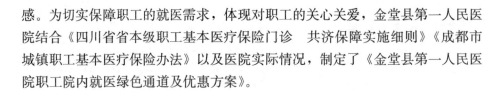

感。为切实保障职工的就医需求，体现对职工的关心关爱，金堂县第一人民医院结合《四川省省本级职工基本医疗保险门诊　共济保障实施细则》《成都市城镇职工基本医疗保险办法》以及医院实际情况，制定了《金堂县第一人民医院职工院内就医绿色通道及优惠方案》。

一、工作措施

（一）明确优惠对象，实现全员覆盖

无论是在职职工还是退休职工，都是医院不可或缺的一部分，都为医院的发展贡献了自己的力量，因此医院明确将在职职工和退休职工一并定为优惠对象。

（二）设立门诊就医绿色通道，简化就医流程

医院在健康管理中心设立"保健服务办公室"（以下简称"保健办"），在职职工及退休职工持相应证件到保健办即可由保健办医生免挂号费就诊，如需进一步诊疗，保健办工作人员可负责协调预约，确保在职职工和退休职工能够得到及时、高效的医疗服务。

（三）推出多重优惠保障，减轻职工医疗负担

1. 门诊费用优惠保障：在免除挂号费的基础上，对于在职职工及退休职工在本院就诊所产生的门诊费用（药品、耗材费除外），经医保门诊共济保障报销后，自付部分由医院专项经费支付 80％，每年每人不超过支付上限。

2. 住院费用优惠保障：针对在本院住院的在职职工及退休职工，医院进行每年不超过两次的定额住院补贴。

（四）规范报销审核方式，确保资金合理使用

为确保资金使用的合理性、规范性与透明性，医院建立了严格的报销审核机制。在职职工及退休职工在院内就诊或住院后，需将必要的发票和证明复印件交至工会办公室审核登记，审核内容包括总费用、个人自付金额、就诊时间、是否含有药品及耗材等，审核通过后进行登记造册。年末由人力资源部按当年度在岗人员名单再次审核，审核通过后，相关资料交财务部复核，确认无误后由财务部统一报销。

（五）优化费用报销流程，提升职工满意度

为提升在职职工及退休职工的满意度，医院对费用报销流程进行了反复优化。具体报销流程：职工在本院就医或住院→携门诊发票、出院证明复印件等交至工会办公室→工会审核登记造册→每年度交财务部统一报销发放。

二、小结与展望

通过以上举措，医院有效缓解了职工在本院就医时面临的困难，提升了职工对医院的归属感和满意度。下一步，医院将继续总结在实施过程中遇到的问题，不断优化和完善相关措施，为职工提供更加优质、高效的医疗服务。

未来，医院将通过信息化手段实现更加便捷的绿色就医，增设职工网上绿色就医通道，在职职工及退休职工可以通过手机选择健康管理中心的医生进行挂号预约或线上看诊，系统自动为职工减免挂号费。如需进一步诊疗（如会诊、检查、住院、手术等医疗服务），也可以在线上通过保健办工作人员进行协调和预约。

主要参考文献

[1] 段骁晋. 体现人文关怀增强建筑业企业职工凝聚力 [J]. 消费导刊，2017（24）：217.

[2] 常乾坤. 县级公立医院职工人文关怀的路径探讨 [J]. 中外健康文摘，2014（14）：20−20.

[3] 曲艳飞. 新时期工会加强职工关怀的路径探究 [J]. 市场周刊·理论版，2018（28）：58.

[4] 王毅敏. 简析如何通过关怀对加强医院职工"忠诚"意识的培养 [J]. 中国民商，2021（2）：283−284.

（肖　晗）

第十一节　职工子女托管班管理实践

在高效运转的现代医疗卫生体系中，医务人员因其职业的特殊性，需要长时间投入医疗工作中，这使得他们难以在工作与家庭之间找到平衡点，尤其在暑期，子女无人看护成为困扰他们的一大难题。

为了让职工能安心投入工作，从而更好地为患者服务，金堂县第一人民医院围绕"让职工满意"这一目标，聚焦职工所需所盼，决定开设"职工子女暑期托管班"。但是，课程怎么设计？场地怎么选择？工作人员怎么安排？餐饮怎么解决？安全怎么保障？这些都是医院面临的问题。

一、工作措施

（一）了解职工需求

为确保托管班能够满足职工的实际需求，医院先后开展了两次问卷调查，调查内容涉及托管时间、服务内容、餐食安排等。结合问卷调查结果，医院不断完善托管方案，最终将托管班主要服务对象定为职工小学在读子女。托管时间定为一个月，分两期开设，周一至周五全天提供托管服务。主要托管内容为辅导暑假作业、拓宽阅读视野、培养兴趣爱好等。

（二）教学场地

医院从通勤时间短、接送便利、安全保障、教学设施设备完善等必要因素入手，对金堂县城区内的社区、学校等潜在场地逐一进行了考察，最终选址在距医院约1公里的社区党群服务中心开设托管班。

（三）师资力量

医院按照招标采购流程比选了一家第三方教育培训机构。第三方教育培训机构拥有管理、师资、办学经验等方面的优势，能为职工子女提供更为全面、专业的托管服务，保障托管班的教学质量。

（四）课程设置

考虑到孩子多样性的成长需求，托管班设置了作业辅导、绘画、舞蹈、书法、电影鉴赏等课程，引导他们欣赏美、创造美，提高文化素养。同时还安排医院医护人员到托管班开设"医学小课堂"，为他们讲解医学知识，传承医学情怀，增强"医二代"自豪感。2023年暑期托管班开设期间，正值第三十一届世界大学生夏季运动会在成都举办，托管班特地邀请火炬手为同学们讲解大运会知识，并带领孩子们参观大运会志愿服务点，让他们感受大运精神，培养他们的社会责任感。

（五）沟通交流

托管班开班期间，医院指定专人对托管服务进行监管，定期向职工和职工子女发放托管服务满意度调查问卷。建立"托管班"微信群，托管班老师通过微信群及时分享孩子在托管期间的学习照片和视频，使职工能够直观地了解子女在托管期间的学习状态和生活情况。职工也可以在群内随时和老师进行沟通和交流，使托管服务能充分满足职工和孩子的需求。

二、小结与展望

通过开办职工子女暑期托管班，基本实现了让职工安心上班、职工子女度过快乐假期的目标。职工对托管班的满意度达到了 100%，纷纷表示医院为他们解决了实实在在的难题，增强了他们的归属感和幸福感。医院也将继续总结经验，不断提高服务质量，努力提供更具特色的医院职工子女托管服务。

主要参考文献

[1] 许双瑜，远新蕾. 我国暑期托管服务的现状与发展对策 [J]. 科技资讯，2022，20 (4)：241-243.

[2] 戴恩樑，樊林峰. 我国社会化育儿服务发展现状、存在问题及政策建议 [J]. 中国物价，2024 (3)：125-128.

[3] 杨洋. 加强托育服务宣传　构建育儿友好型社会 [J]. 北京观察，2024 (1)：32.

[4] 任锋. 育儿家庭对普惠性托育服务模式的偏好与支付意愿 [J]. 人口与经济，2023 (1)：57-70.

[5] 杨琴，宫敏. 西北部欠发达地区 0-3 岁婴幼儿托育服务需求研究 [J]. 湖北师范大学学报（哲学社会科学版），2023，43 (2)：127-133.

（肖　晗）

第四章 "国考"与财务管理

第一节 "国考"指标分析与提升策略

2019 年 1 月，国务院办公厅印发了《关于加强三级公立医院绩效考核工作的意见》，正式启动了国家三级公立医院绩效考核工作，这一重要举措被誉为"国考"。医院积极响应国家政策，不断探索和推进"国考"工作。

金堂县第一人民医院质控与国考部肩负着引领和推动医院高质量发展的重要使命。

一、工作举措

（一）理解政策要求，明确工作方向

1. 医院集中组织全体中层及以上干部、关键岗位人员、后备人才等深入学习"国考"政策及指标等，要求中层干部在科室内传达学习内容，确保全院上下对"国考"工作要求、工作指标及内涵有清晰的认识。同时，结合医院实际情况，明确"国考"工作方向，包括加强医院管理、提升医疗服务质量、提高运营效率、加强人才培养及提升科研能力、提高患者及医务人员满意度等方面。

2. 明确每一个指标的内涵及导向，明确满分值、数据结构变化与得分区间的关系，以及病例组合指数（CMI）对指标得分的影响等。

（二）建立健全管理体系，明确工作目标

1. 成立"国考"工作领导小组：医院成立了由院长担任组长的工作领导小组，负责全面指导和推进"国考"工作。成立质控与国考部，由院长直接管理，负责具体工作的组织实施。

2. 制订"国考"工作实施方案：医院根据国家政策要求和医院实际情况，制订了详细的工作实施方案。明确各部门职责及工作要求，确保工作有效推进，根据医院发展、部门职能变化等对方案进行动态调整。

3. 明确工作目标：将"国考"指标纳入医院关键绩效指标管理，制定工作目标，明确具体责任职能部门和责任人。医院根据各临床科室历年"国考"指标数据情况，将指标分解到各科室，科室签署目标责任书。

（三）加强数据收集、分析，聚焦短板弱项

1. 完善数据采集：院内上线"国考"管理系统，通过与病案首页系统、医院资源管理系统等对接，以信息化手段实现了"国考"数据的自动采集和整理，确保数据及时、准确、完整地呈现。联合使用卫生健康数据分析与决策支持云平台、医疗质量管理系统、单病种质控系统等，准确抓取手术并发症发生病例、低风险组死亡病例等，以便精准落实对指标数据形成过程的质量管控。

2. 加强数据分析：对"国考"指标数据进行月度分析，针对短板制定改进目标及改进措施，每月督导措施落实及指标改进。通过分析比较，医院弱势短板指标主要为出院患者手术占比、出院患者微创手术占比、出院患者四级手术比例、抗菌药物使用强度（DDDs）、医院住院医师首次参加医师资格考试通过率、每百名卫生技术人员科研项目经费等。

3. 聚焦短板弱项：医院针对短板弱项，多措并举，持续提升。依托四川大学华西医院优势医疗资源，通过华西学科主任/指导专家"在位＋在线"指导，提升疑难危重疾病救治能力，提升全院 CMI。落实分级诊疗，推动医共体"八统一"建设，将适宜患者转诊到基层医院，提高医疗资源利用率。制定《高层次人才引进管理办法（试行）》，通过内培外引，加强人才队伍建设。加强不合理用药监管，优化信息系统，针对临床抗菌药物预防使用疗程偏长的情况，以信息系统弹框提醒；建立药学部、医务部、纪检监察室等多部门协同监管机制，推进药物临床试验机构建设。

（四）加强内涵建设，提升满意度

完善医疗质量与安全管理体系及服务体系，落实核心制度，规范医疗服务行为。以"智慧服务"建设为抓手，进一步提升患者就医体验。采取全院"一张床"的管理模式，以提高效率。上线互联网医院，成立一站式服务中心，推行一岗多能服务模式，为患者提供便捷高效服务。

（五）实施考核与反馈，确保持续改进

医院根据发展目标及各科室历年指标数据情况，将"国考"指标分解到各科室，制定医院及科室年度目标值。每月将指标进行汇总和分析，指标结果及时反馈给相关部门及科室，并作为每月科主任会议及干部大会重点汇报内容，帮助各科室了解自己的指标数据情况，明确改进方向。每月将指标完成情况纳入考核，与绩效薪酬挂钩，落实奖惩。对表现优秀的部门和个人给予奖励，对

表现不佳的部门和个人进行约谈或问责。通过奖惩机制，激发全院职工的工作积极性和创造力。

二、小结与展望

通过推进"国考"工作，医院在管理水平、医疗质量、患者及医务人员满意度等方面取得了显著成效。近 3 年医院"出院患者手术台次"增加41.28%，"微创手术台次"增加 67.38%，"四级手术台次"增加 25.26%。抗菌药物使用强度由 3 年前的 43.10 下降至目前的 34.57，其他指标也在不断优化。

"国考"指标中"人才培养"及"科研能力"是县级三级医院的短板弱项，在这方面也有很大提升空间。金堂县第一人民医院借力四川大学华西医院，加强学科建设及专科发展，推动 GCP 项目开展，推动医学成果转化与应用。优化服务流程，持续推进门诊一站式服务中心工作，减少患者等待时间，将有效投诉纳入绩效考核。推进门诊 MDT，优化互联网医院功能，开展出院后上门延续服务，给患者提供专业、优质、便捷的医疗服务，持续提升患者满意度。未来，医院将继续深化"国考"工作改革和创新实践，为医院高质量发展注入新的动力。

主要参考文献

[1] 石函宁，宋慧，吴文靖，等. 公立医院绩效考核视角下住院病案首页事后质控分析 [J]. 中国病案，2024，25（6）：12－14.

[2] 姚敏，孙燕楠，耿丽丽，等. 公立医院高质量发展几个相关文件的分析与思考 [J]. 中国卫生标准管理，2024，15（6）：35－38.

[3] 周一春，唐子豪. 三级公立医院绩效考核背景下住院病案首页的监管成效 [J]. 中国病案，2024，25（3）：4－7.

[4] 仇昀沁，孔志君，倪昕晔，等. 国考推动医疗质量可视化：从"数据大"到"大数据"管理的智慧提升 [J]. 江苏卫生事业管理，2023，34（12）：1662－1665.

[5] 袁远，陈淑婷，周超. 公立医院绩效考核工作现状分析与思考 [J]. 中国当代医药，2023，30（33）：141－145.

（黄晓慧）

第二节 财务与"国考"指标管理实践

2019 年,"国考"工作正式启动。通过"国考",国家建立并完善公立医院绩效考核体系,对公立医院综合能力进行科学全面的评价。"国考"成为公立医院高质量发展的"指挥棒"和"风向标"。在此背景下,公立医院应积极响应、全面准备,进一步加强精细化运营,提高医疗服务质量,规范医疗服务行为,促使内部管理成效得到提升。

以下是金堂县第一人民医院的财务与"国考"指标管理实践经验。

一、工作措施

(一)了解财务视角下的"国考"指标

"国考"指标由医疗质量、运营效率、持续发展、满意度评价 4 个方面的56 个三级指标(定量指标 51 个、定性指标 5 个)构成。

在财务管理中应用的"国考"运营效率指标包括医疗服务收入占医疗收入比例、人员支出占业务支出比重、万元收入能耗支出、收支结余、资产负债率、门诊次均费用增幅、门诊次均药品费用增幅、住院次均费用增幅、住院次均药品费用增幅等。

(二)分析 2022 年医院"国考"成绩中的优势和不足

医院 2022 年"国考"运营效率指标得分高于同类得分均值。其中医院的优势指标有:①医疗服务收入占医疗收入比例。近 4 年来,医院收入结构持续优化,医疗服务收入占医疗收入比例逐年上升,在"国考"中取得满分。②收支结余。医院收支平衡,资源配置合理,运营效率较高,该指标每年都达到满分。③资产负债率。医院在保证偿债能力的同时,灵活采用负债筹资策略,尽量追求资产利用率最大化,医院资产负债率虽略有增长,但均控制在合理区间。

医院仍有部分指标不够理想,如人员支出占业务支出比重低于同类医院的中位值。下一步医院将进一步探索薪酬制度改革,实行以岗定责、以岗定薪、责薪相适、考核兑现,发挥薪酬制度的保障功能。

(三)调整不同收入类型结构

优化收入结构对于实现医院的可持续发展具有重要意义,需要从多个方面着手,包括规范诊疗行为、控制药品和耗材不合理使用、减少不必要的检查以及提升医疗服务质量等。自"国考"以来，医院对照国家三级公立医院绩效考核手册，对标对表、层层分解，加强材料、药品、检查检验等费用增长监测，及时将监测数据反馈给医务部、药学部等相关职能部门。通过部门联动管理，医院2023年医疗服务收入占医疗收入比例在达到2022年满分值的情况下，同比增长了0.76个百分点。

（四）加强成本控制

成本控制不仅仅是"国考"的要求，也是DRG/DIP医保支付方式改革的内在需求，医院必须将成本管理思维渗透进每一个环节。成本管理的目标是成本管理效益最大化，针对医院成本的四个版块，即药品成本、人力成本、固定资产成本及材料成本，医院采取了以下管理措施。

1. 药品成本：以各科室药占比、各病种药占比、门急诊次均药费、住院次均药费、基药使用比例等指标考核促进合理用药；临床药学科加强处方点评，针对医生不合理用药行为，在每月的科室负责人例会上进行通报并与绩效考核挂钩。

2. 人力成本：以人均收入、人均权重、人均手术例数、人均门急诊人次、人均负担床日数等指标考核提升效率；通过运用考察人均人力成本、提升变动工资占比等措施，激发医务人员的工作积极性与活力。

3. 固定资产成本：对固定资产的购置、使用、维修、报废等全过程进行细化分解和标准化管理，制定明确的固定资产成本管理指标体系，包括成本降低率、投资回报率等。

4. 材料成本：考核各科室材料收入占比、各病种材料费用占比、门急诊次均材料费、住院次均材料费，部分指标考核结果与绩效考核挂钩。

除此之外，医院通过合同能源管理模式实施全院综合节能改造，包括水源热泵中央空调系统节能改造、生活热水节能改造、手术室与ICU空调节能改造、照明系统节能改造、自来水节水与智能水务管理改造等。近两年医院万元收入能耗支出逐步降低。

（五）加强人才培养及激励

公立医院改革提出要提高医务人员待遇，并逐年上升。医院在"国考"指标中应逐步提高人员支出占业务支出比重，这要求医务人员提升医疗服务水平，更多体现医务人员技术服务价值，提高医务人员绩效奖励，实现医院经济运营良性发展。医院2023年人员支出占比在达到2022年满分值的情况下，同比上涨了2.68个百分点。

二、小结与展望

随着医改的不断深入和"国考"体系的不断完善，医院的财务运营管理将面临新的挑战和机遇。通过加强预算管理和成本控制，提高资金使用效率，加强风险管理，利用信息化和智能化财务管理以及加强与同行交流先进经验等措施，有效提升医院的财务运营管理水平，为医院的可持续发展提供有力保障。

主要参考文献

[1] 梁娟，张莺莺. 国考背景下医院运营管理与绩效考核的思考 [J]. 财经界，2021（32）：185-186.

[2] 郑宽晨，赵敏，文雯. 以"国考"指标为目标导向的公立医院全面预算管理实践 [J]. 江苏卫生事业管理，2022，33（10）：1285-1287，1343.

[3] 尹琼娥. 三级公立中医医院绩效考核财务指标剖析 [J]. 当代会计，2020（9）：101-103.

[4] 樊荣，王楠. 三级公立医院绩效考核指标的应用探析——以运营效率指标为例 [J]. 卫生经济研究，2021，38（6）：14-17.

[5] 陈晔，董四平. 我国三级公立医院绩效考核指标体系解读与评析 [J]. 中国卫生政策研究，2020，13（2）：19-25.

（唐 荔）

第三节　满意度调查

《国家卫生计生委办公厅关于开展医院满意度调查试点工作的通知》指出，医院应当制定满意度监测指标并不断完善。《四川省三级综合医院评审标准实施细则（2023年版）》指出，要定期多种渠道调查职工与患者满意度。

为了贯彻落实国家对公立医院高质量发展的要求，多种渠道调查职工与患者满意度，改善患者就医体验和职工职业感受，金堂县第一人民医院做了以下探索。

一、工作措施

（一）数据来源

采用"线上＋线下"方式收集问卷。"线上"通过患者在就医结束后触发医院微信公众号主动推送调查问卷机制，直接在微信公众号推送一条满意度调查信息，患者或家属点击进入完成满意度调查。"线下"则是在信息化手段收集到的调查样本量不足导致存在极值的现象时由满意度专班工作人员现场调查，作为信息化调查的补充，确保科室满意度有效样本量达到统计学意义，最大限度地反映真实的满意度情况。临床科室对医技科室和临床科室、医技科室对职能部门的评价由满意度专班工作人员每月在 OA 系统推送。

（二）计分方式

各科室均被其服务对象通过问卷调查进行打分考核，临床科室满意度由门诊患者和住院患者进行打分考核，医技科室由临床科室和门诊患者进行打分考核，职能部门由临床科室和医技科室进行打分考核。问卷使用 Likert 5 级量表法，对不同评价等级赋值计分，按非常满意 100 分、比较满意 90 分、一般 60 分、比较不满意 30 分、非常不满意 0 分赋值。

临床科室满意度得分由门诊患者满意度和住院患者满意度两部分构成，计算公式为：

临床科室满意度得分＝门诊患者满意度得分＋住院患者满意度得分

$$= \frac{\sum_{i=1}^{N_p} P_i}{N_p}$$

式中，N_p 为患者调查总人数，P_i 为第 i 位患者的评分。

医技科室满意度得分由临床科室满意度和门诊患者满意度两部分构成，计算公式为：

医技科室满意度得分＝临床科室满意度得分＋门诊患者满意度得分

$$= \frac{\sum_{s=1}^{N_{cd}} CD_s}{N_{cd}} + \frac{\sum_{i=1}^{N_{op}} OP_i}{N_{op}}$$

式中，N_{cd} 为临床科室调查总人数，N_{op} 为门诊患者调查总人数，CD_s 为第 s 位临床科室职工的评分，OP_i 为第 i 位门诊患者的评分。

职能部门满意度得分由临床科室满意度和医技科室满意度两部分构成，计算公式为：

职能部门满意度得分＝临床科室满意度得分＋医技科室满意度得分

$$= \frac{\sum_{s=1}^{N_{cd}} CD_s}{N_{cd}} + \frac{\sum_{s=1}^{N_{mtd}} MTD_s}{N_{mtd}}$$

式中，N_{cd} 为临床科室调查总人数，N_{mtd} 为医技科室调查总人数，CD_s 为第 s 位临床科室职工的评分，MTD_s 为第 s 位医技科室职工的评分。

（三）结果运用

科室满意度每月实际得分纳入科室绩效分配体系进行考核，按照三级公立医院绩效考核中满意度规则，患者满意度≥90 分、职工满意度≥85 分则满意度达标。年度满意度得分为每月考核得分的平均值，可运用于评优评先等，同时纳入"一票否决"事项。

二、小结与展望

通过开展满意度调查，医院得以精准洞悉患者在就医全程中的需求及不满，这使得医护人员更为注重与患者的沟通交流，给予他们更多的关怀与温暖。同时，就医流程也在不懈努力下得以显著改善。正因如此，患者对医院的满意度不断提升。基于满意度调查的反馈，医院将坚定不移地推动医院内部流程的优化升级，致力于减少患者的等待时间，大幅提高医疗服务的效率，让医院的运营变得更加高效、科学。

主要参考文献

[1] 杜娟，吴剑，刘亮. 临床科室对职能部门工作满意度调查表的研制及应用[J]. 新疆医学，2022，52（9）：1114−1116，1119.

[2] 王桂兰，刘义兰，赵光红. 住院患者对护理服务满意度评价的研究[J]. 中华护理杂志，2006（8）：730−732.

[3] 刘翔宇，谌永毅，周钰娟. 住院患者护理服务满意度评价指标体系的构建[J]. 中华护理杂志，2015，50（1）：18−21.

[4] 郝文浩，马安宁，赵瑞萍. 临床医护人员对医技科室满意度影响因素分析[J]. 中国卫生事业管理，2016，33（6）：416−418.

（冯思蕾）

第四节　审计监督检查及配合措施

公立医院的运营状况和财务状况一直备受关注，国家及地方政府为了确保公立医院的健康、稳定发展，会定期或者不定期对公立医院开展各类监督检查以及各级巡视巡查。

金堂县第一人民医院作为县域龙头医院，接受了大量的外部监督检查。为降低医院各种巡视检查的问题率，提升本院的发展质量和满足发展战略要求，医院采取内外结合审计的措施，做好日常内部监督检查工作，发现并纠正医院财务报表中的错误和漏洞，做到提前预防，以保障医院财务信息的真实性和准确性，也为医院的决策和发展提供可靠依据，提高医院管理水平。

一、工作措施

（一）开展内外部审计

外部审计指聘请第三方会计师事务所开展审计项目，如财务审计以及内部控制评价等审计项目，对医院的运营情况、管理活动等进行全面评估；内部审计则是根据本年度审计计划开展业务审计和专项审计，发现管理漏洞和不足，提出改进建议，促进医院管理水平的提高和可持续发展，保护医院利益。

1. 外部审计：外部审计是对公立医院财务状况进行全面、系统的审查，以确保其合规性和真实性。具体内容包括：审查医院财务报表、会计凭证、账簿等资料，核实医院收入、支出、结余等财务数据，评估医院财务管理水平及风险控制能力。内部控制缺陷评价是对公立医院内部控制体系进行评估，以确保其健全、有效。具体内容包括：审查医院内部控制制度、流程、岗位职责等，评估医院风险防控能力及内部监督机制，发现并纠正内部控制缺陷。

2. 内部审计：内部审计是对公立医院业务活动进行审查，以确保其合规性和效率。具体内容包括：审查医院诊疗流程、医疗设备采购及管理、耗材采购及管理、药品采购及管理、后勤保障等业务活动，评估医院医疗服务质量及运营效率。专项审计是对公立医院特定事项进行深入、细致的审查，如医疗收费审计、科研经费审计等。具体内容包括：对特定事项进行资料收集、现场调查、数据分析等，以揭示其中存在的问题、提出改进建议并及时跟进整改。

（二）前期准备

在接受各类监督检查时，医院应当做好充分准备，包括但不限于以下三点：

1. 深入分析，长效坚持。对前期内、外部审计中发现的问题要深入分析，找出根本原因，提出切实可行的整改措施。同时，也要密切关注问题整改的落实情况，确保发现的问题能得到有效解决并建立长效机制，避免相同或者类似的问题反复发生。

2. 收集资料，归档完整。由于历次巡视巡查或者外部审计都会调阅医院至少三年的内、外部审计报告，所以提前整理各类审计报告和整改资料十分重要。了解本次巡视巡查的重点板块，熟悉各类审计报告上的问题和整改情况。同时，要保证佐证资料的真实性、合理性和完整性，确保上级监督检查人员能够基于所提交的资料把握基本情况。

3. 善于沟通，高效配合。与上级监督检查人员保持积极沟通，做到客观陈述事实，避免出现隐瞒或误导信息的情况，有助于监督检查人员更好地了解事实原委，做出此次检查的审计评价。

二、小结与展望

外部监督检查的目的是促进公立医院的持续改进和发展，在接受监督检查时，要将其作为改进工作的契机，不断完善内部管理机制，提高运营效率和服务质量。这些监督检查给予内审部门开展审计工作的新方向和新思考，也便于帮助医院发现管理中的不足和漏洞，保障医院财务规范和财务安全，避免出现违规行为，促进医院的健康发展，推动医院改革和转型升级，增强公众对医院的信任度和满意度，提升医院服务水平。

主要参考文献

[1] 齐志明. 以高质量审计监督推动经济社会高质量发展 [EB/OL]. http://finance. people. com. cn/n1/2024/0626/c1004-40264248. html.

[2] 向尚. 行政事业单位内部审计监督的完善策略探讨 [J]. 审计与理财，2024（6）：22-24.

[3] 史悦. 强化内审监督推进规范管理 [J]. 今日财富，2024（14）：95-97.

[4] 肖梦云. 公立医院内部审计研究 [J]. 行政事业资产与财务，2024（8）：99-101.

[5] 张金莉，张曦敏. 行政事业单位内部审计探究 [J]. 合作经济与科技，2021（23）：146-147.

（尹田伟）

第五节 巡察配合措施

巡察是巡视工作的重要组成部分。为了配合好巡察工作、改进工作、提升管理水平，金堂县第一人民医院做了以下探索。

一、工作措施

(一) 高度重视，加强组织领导

成立专门的巡察配合工作领导小组和对接小组，明确领导小组的职责，包括统筹协调巡察工作、研究解决重大问题、督促落实整改任务等。通过强有力的组织领导，确保巡察配合工作有序、高效开展。对接小组确保与巡察组的沟通协调顺畅。按照巡察组的要求，及时、准确地提供各类资料和信息，避免拖延或误报。

(二) 深入学习，准确把握巡察要求

组织全体干部职工认真学习巡察工作的相关文件和政策法规，深刻领会巡察工作的重要意义、目标任务、工作方式和纪律要求。充分认识巡察工作的重要性和严肃性，摒弃抵触或应付的心态。以积极主动的态度对待巡察，将其视为改进工作、提升管理水平的重要契机。通过学习，使医院能做好巡察前的准备，包括会议准备、资料准备等。

(三) 全面自查，梳理存在问题

对照巡察工作的重点内容，结合医院实际，全面开展自查自纠。从党的建设、党风廉政建设、财务管理、人事管理、业务工作等方面，深入查找存在的问题。对查找出的问题进行分类梳理，建立问题清单，明确责任人，分析问题产生的原因，提出整改措施和整改时限。

(四) 精心准备，提供翔实资料

按照巡察组的要求，认真准备相关资料，对提供的资料进行严格审核，确保资料的真实性、完整性和准确性。同时，对一些重要资料进行分类整理，制作目录索引，便于巡察组查阅以及巡察后资料的保管。

(五) 积极沟通，主动配合巡察

加强与巡察组的沟通联系，及时了解巡察工作的进展情况，按照巡察组的要求，积极配合做好个别谈话、实地走访、问卷调查等工作。对巡察组提出的问题和意见，虚心接受，认真整改。在沟通中，保持诚恳、谦虚的态度，如实反映情况，不隐瞒、不回避问题。对于巡察组提出的问题，要认真倾听，虚心接受，有疑问时以恰当的方式进行沟通解释。同时，巡察过程中医院要做好后勤保障服务，积极准备巡察工作组开展工作所需物资。

(六) 加强宣传，营造良好氛围

通过医院内部网站、宣传栏、微信群等渠道，广泛宣传巡察工作的重要意

义和工作进展情况,提高干部职工对巡察工作的认识和支持度。及时发布巡察工作动态和整改情况,接受干部职工的监督。通过宣传,营造良好的巡察工作氛围,为巡察工作的顺利开展创造有利条件。

(七)整改落实

对于巡察过程中发现的问题,要即知即改,不能等待巡察结束后再行动。巡察结束后,认真对待巡察问题反馈,制订切实可行的整改方案,明确整改责任人和整改期限,确保问题得到有效解决。整改完成后形成整改报告,以整改为契机,建立健全长效机制,防止类似问题再次发生。

二、小结与展望

通过巡察问题反馈整改这一重要手段,医院得以清晰地发现运营过程中存在的管理漏洞、流程缺陷以及潜在风险。这不仅强化了医院内部的监督与管理,更是有力地推动了内部管理朝着规范化和科学化的方向迈进。巡察为医院带来了宝贵的外部监督和指导,促使医院始终在合法合规的轨道上稳健前行。

主要参考文献

[1] 王蕾,姚建红. 三级甲等医院开展政治巡察的实践与探索 [J]. 办公室业务,2021 (13):63-65.

[2] 陈松友,周蕾. 市县党委巡察制度的实践历程及重要经验 [J]. 河南社会科学,2023,31 (9):46-56.

[3] 曹雪. 提升县级巡察效能的路径选择——以山东省 H 县为例 [J]. 中共青岛市委党校·青岛行政学院学报,2021 (1):53-55.

[4] 杨喆. 县级巡察工作现状、问题及对策研究 [J]. 经济研究导刊,2019 (24):191-192.

[5] 王思婷. 浅谈国有企业巡察整改工作 [J]. 中外企业文化,2024 (5):153-155.

(冯思蕾)

第六节 内部控制缺陷控制及评价

内部控制是医院运营顺畅、财务报告准确可靠、遵守法律法规的重要保障。然而,在实际运营过程中往往存在一些缺陷,根据其性质和影响程度,医院内部控制缺陷可分为一般缺陷、重要缺陷和重大缺陷。这些缺陷可能会导致医院出现运营效率低下、财务报告失真等问题。因此，进行医院内部控制缺陷控制和评价，对提高医院运营效率、保障医院财务报告准确可靠、确保医院合规运营具有重要意义。具体来说主要包括三个方面：其一，完善内部控制制度。医院建立完善的内部控制制度，明确各部门职责和权限，规范业务流程，确保各项业务活动有章可循、有据可查。根据业务发展和外部环境变化，及时修订和完善内部控制制度，确保其适应医院发展的需要。其二，加强内部审计监督。医院独立的内部审计机构对医院内部控制制度的有效性进行监督和评价，针对内部控制存在的缺陷提出整改意见，后续持续督促相关部门进行整改，通过审计监督工作不断完善内部控制。其三，强化风险评估与应对。医院应建立风险评估机制，定期对医院运营过程中可能面临的风险进行识别、评估和应对。对于重大风险，及时制定应对措施，确保医院运营安全。风险评估结果可以为医院决策提供参考依据，以便院领导进行科学决策。

以下是金堂县第一人民医院的内部控制缺陷控制及评价实践经验。

一、工作措施

（一）提高内部审计的独立性

1. 医院主要负责人直接领导审计部开展工作，审计部定期汇报内部审计工作计划、执行情况、整改进程等重要事项。

2. 审计部职责分工明确，与财务事项相分离，确保岗位的独立性；与同为监督性质的纪检监察部门加强联动协作，探索和思考多科室合作模式，建立健全审计工作联动机制，加强审计部与其他部门之间的沟通协作和信息互通，最大限度地发挥好审计成果的作用。

3. 明确各部门人员的职责，内部审计人员严格遵守相关的法律法规和职业道德，公正、独立、客观地进行内部控制评价；直接责任人要增强对自身责任的认识，规范履职用权。

（二）明确审计思路和范围

1. 明确内部控制缺陷评价的工作目标：包括总体目标和具体目标，如确保财务信息的真实性和完整性，防范财务风险，提高资金利用率、合同管理有效性等。

2. 制订内部控制缺陷评价计划：根据审计目标，制订详细的审计计划，包括审计范围、审计时间、审计方法等，在制订计划时，可根据前期审计项目进行风险梳理，若在实际执行过程中发现有遗漏或者未关注到的风险点，应及时补充,并对此制定相应的审计措施。

3. 收集分析所涉及的相关制度资料和问题佐证资料:通过审查医院财务记录、内部控制制度、重大经济活动等,收集有关医院内部控制缺陷的证据。后续可进行控制测试,查看内部控制实施的有效性。

4. 根据资料反映出的问题提出整改建议:针对识别出的缺陷和风险,提出具体的整改建议,包括改进内部控制制度、加强财务管理等;可以与相关管理科室进行探讨和交流,共同促进内部控制的完善。

5. 跟踪整改情况,查看各部门是否有效进行整改:对提出的整改建议进行跟踪和监督,确保整改措施得到有效执行。

6. 建立公示制度,审计结果公开化,增强全院内控建设意识:将审计结果向全院公示,让全体职工了解医院内部控制的现状和存在的问题。这有助于增强职工的内部控制意识,促进医院整体管理水平的提升。

7. 建立奖惩机制,提升审计整改积极性,巩固审计整改效果:将内部控制缺陷的情况纳入绩效考核,对于在审计中发现问题、及时整改并取得显著效果的科室或个人,可以给予一定的奖励;对于整改不力或违反内部控制规定的科室或个人,可以进行相应的惩罚。奖惩机制可以激励职工积极参与内部控制建设。

8. 总结经验,促进审计工作的质量和效果螺旋式提升:在完成一轮内部控制缺陷审计后,总结经验教训,为今后的审计工作提供参考。

二、小结与展望

内部控制评价项目的实施不仅有助于发现医院在内部控制方面存在的问题和缺陷,提出改进意见和建议,促进医院内部控制体系的完善和提升,而且可以对医院的财务收支、预算执行、资产管理等方面进行监督和检查,确保医院资金的安全和合规使用,还能帮助医院及时发现和应对潜在的风险和挑战,不断提高医院内部控制水平。在整体管理上,推动多元化发展,提升医院的服务质量和水平,提高医院运营效率和质量,确保医院合规运营。

主要参考文献

[1] 朱永丽,许晔. 基于内部控制视角的公立医院内部审计管理 [J]. 卫生经济研究,2024,41 (3):91−93.

[2] 俞燕,戈彦丁. 公立医院内部控制建设评价问题及对策探析 [J]. 会计之友,2023 (7):81−86.

[3] 金梦,王璇,张艳. 公立医院内部控制评价的现状及对策研究 [J]. 卫生

经济研究，2022，39（10）：91-93.

［4］刘莹. 公立医院内部控制建设现状及完善措施——以北京儿童医院为例
［J］. 财务与会计，2022（2）：70-72.

［5］胡春飞，李文佳，王西雯. 基于内部控制的医院经济合同管理优化探
析——以C公立医院为例［J］. 会计之友，2021（24）：85-91.

（尹田伟）

第七节　固定资产审计

高效的固定资产审计不仅有助于分析医院固定资产的配置情况，提出改进
措施，优化院内资源配置，提高医疗服务质量，还可以评估医院的投资项目是
否达到预期效果，是否存在闲置或浪费现象，为医院固定资产决策提供参考，
提高投资效益。固定资产审计中常常存在一些难点：其一，资产管理粗放，导
致资料不全。固定资产购置后，不管经济效益也不问使用成本；不重视维修保
养，导致设备过早损坏或者报废，增加了维修成本和资产管理成本；部门人员
工作变动时忽视资产交接登记，一旦贵重资产或设备丢失无法追踪，就会造成
固定资产损失等情况。粗放式管理方式下，虽将固定资产购入准确计量，但极
大地降低了后续折旧分摊、计提减值的准确性，在获取必要的审计资料时，时
常出现资料缺失或者计算失真的情况，加大审计核对难度。其二，信息化程度
低，历史数据追溯困难。固定资产管理采用传统的手工方式，缺乏自动化、信
息化的管理，导致工作效率低、数据不准确，甚至出现记录可能已经丢失或难
以获取的情况，无法实现实时监控和预警，对于长期存在的固定资产，其历史
数据的追溯可能会存在困难，从而导致审计数据获取不全、关键数据缺失甚至
影响该审计项目的开展。为解决以上难点，金堂县第一人民医院采取以下工作
措施。

一、工作措施

（一）制订详细的审计计划

在开始审计之前，需要制订详细的审计计划，明确审计目标、范围、方法
和时间表等。确保审计工作的有序进行，提高审计效率和质量。如医院在开展
固定资产管理审计时，首先制订好详细的审计方案，方案中明确分工、所需资
料、审计方法等。

（二）收集充分的信息

在审计过程中需要收集充分的信息，包括固定资产的购置、使用、维护、处置等方面的记录和资料。这有助于了解固定资产的真实状况，为审计工作提供可靠的依据。

（三）运用科学的审计方法

在审计过程中运用科学的审计方法，如比较分析法、比率分析法等，帮助审计人员发现异常情况，为审计提供线索，判断固定资产管理存在的问题等。如医院在开展固定资产专项审计中对固定资产不同类型设备金额或数量占比波动情况进行分析，若出现较大增减变动，在审计中可以重点关注其是否存在购入后闲置等情况。

（四）加强沟通与协调

在审计过程中需要加强与被审计部门的沟通与协调，确保审计工作的顺利进行。同时，也需要及时反馈审计结果和问题。如在盘点过程中与设备使用科室和管理科室进行积极沟通，避免因信息不对称出现差错。

（五）重视整改，及时跟进

在审计结束后，需要提出改进建议并跟进整改落实情况，帮助被审计部门完善固定资产管理制度，提高管理水平。如对于有些购买年限 15 年以上的固定资产，由于长期未进行实物盘点，账实不符问题长期未得到解决，出现资产虚增，不能真实反映医院资产水平。通过对该类有账无实物的固定资产进行梳理，可以改进财务报表质量；给固定资产粘贴卡片，有助于设备使用科室、设备管理科室理清账实关系，从而确保固定资产的安全完整。

二、小结与展望

通过固定资产管理审计，对医院固定资产的采购、使用、报废等各个环节进行全面审查，帮助医院识别和评估固定资产管理中的风险，发现不足之处，提出相应的风险应对措施和建议，使医院及时跟进整改，从而防止固定资产的流失和浪费，优化医院资源配置，确保固定资产的安全完整，提高固定资产的管理水平，增强医院的风险管理能力，为院内固定资产决策提供更加准确的支持。

主要参考文献

[1] 卢新斌，张宝永，王晨. 行政事业单位固定资产管理审计问题及策略研究

[J]. 现代商业研究，2024（2）：164−166.

［2］姚理靖. 关于加强企业固定资产管理的思考 [J]. 质量与市场，2022
（9）：157−159.

［3］王业玲. 资产管理审计工作方法研究 [J]. 财经界，2021（36）：168−
169.

［4］高丽芳. 试论行政事业单位固定资产管理内部控制 [J]. 行政事业资产与
财务，2021（23）：51−52.

［5］陈玉梅. 县级市场监管部门固定资产管理工作探讨 [J]. 财经界，2024
（14）：93−95.

（左情缘）

第八节　存货物资审计

存货物资审计是对医院的医用耗材和一般物资（主要为办公用品、五金材料、印刷品和针棉织品等物资，下同）进行的审计。总体目标是了解现行存货物资管理制度和流程，查看存货物资管理情况等，以便发现存货物资管理前期阶段所存在的问题和风险，及时采取措施加以改进，有效进行风险防控。现阶段实施存货物资审计的痛点和难点主要包括以下三点：其一，医用耗材存货数量多，品种繁多，占用资金比重大，流动性强，周转快，存放空间不足导致部分物资摆放不规范。需要花费大量时间进行统计和盘点，增加了审计的难度和工作量。其二，涵盖环节较多，包含由采购计划开始到物品验收入库，进而签订合同支付采购资金等一系列环节，如采购下单、货品验收、发票管理以及对供应商的管理等，特别是支付环节所涉及的部门可能由于数据收集的口径不一致，导致存货成本计算烦琐，也难以分析评价其价值计量是否准确可靠，增加了审计的取证难度。其三，部分总务库房物资由于陈旧、过时、管理不善、毁损、变质等，特别是医院进行过搬迁的情况下，其质量难以保证，需要对存货的质量进行评估，增加了审计的复杂性和风险。

基于上述难点，金堂县第一人民医院在进行存货物资审计时主要采取以下措施，提高审计过程的完整性、结果的准确性以及建议的合理性。

一、工作措施

（一）梳理存货物资审计环节

根据审计目标，可以确定审计范围，主要包括存货物资的管理制度和流程、计价方法和原则、种类和数量、质量和状况、存储和保管以及实际执行情况等方面。根据医院的存货物资情况，具体审计流程可分为以下四个环节：

1. 通过调阅医院采购、存货领用、核算等方面的制度文件，了解控制情况，查看医院存货管理各方面制度是否健全。

医院现阶段建立的存货物资管理制度有《医院采购管理办法》《医用耗材管理办法》《医院库房验收与保管制度》《医院库房发放和盘点制度》等，涵盖采购、验收入库、发放、保管、日常管理五个方面，内部控制环节较好，制度建立相对完善。

2. 对医院的存货价格和预算进行核实，以确定存货的价格准确可靠，不存在超预算、无预算以及人为操纵的情况。

医院存货物资采购均为上一年提出预算，经审批后按预算采购，因此，将医院本年存货物资预决算数与上年预决算数进行比较，未出现异常数据波动；并且对比两年的耗占比，剔除新型冠状病毒感染疫情的影响，也未出现异常数据波动。抽查存货物资采购资料，挂网产品均以四川省医疗保障信息大数据一体化平台药品和医用耗材招采管理子系统最低参考价作为医用耗材配送价格，非挂网产品按照经审批的预算进行招采，未出现超预算、无预算以及异常操纵情况。

3. 进行实地盘点，并与账面记录核对。核对存货物资的数量、品种、规格、金额等，确保经济资料和经济活动真实正确，以及经济资料与实物一致。

医院库存物资分为高值耗材、低值耗材和一般物资，分别由三个库房管理，因此三个库房均需要进行盘点。其中，高值耗材库房中的介入室耗材实行预验收、入库制度，待患者需要使用时，进行真正的入库和出库，系统上数据为预验收入库的数据，需结合库管人员所记录的实际使用数量计算后与实物对比数量是否一致。其他物资实行直接验收入库制度，供应商将货物运送至库房，核价后，库房管理员验收入库，盘点时根据系统数据和实物数据进行对比，检查是否一致。盘点完所有库存物资后，首先，针对存在差异的部分查找原因，分析差异的合理性以及原因的合理性，判断是否有人为操纵、擅自挪用物资的情况。其次，将财务账上数据与实物数据进行比对，查看是否账实相符，若不相符需要各部门查找不相符的原因。

4. 对库存物资的全流程进行穿行测试，从采购开始至患者使用全阶段进行核实，根据科室使用数量与医院收费数量、患者病案进行核实，判断是否存在多收费或者少收费，以致损害患者或者医院利益的情况。

采购阶段需要关注采购项目是否立项，立项资料是否齐全并且与本采购项目相关；招标阶段是否按照招标公告的时间地点进行招标，未出现人为干预误导等影响供应商公平竞争的事项，评审专家独立发表意见，未出现采购人代表干预评审专家发表意见；合同签订阶段是否按照招标文件中的需求编制合同，未出现实质性条款修改的情况；验收阶段库房管理员是否按照医院制度和供应商所提供的送货单与实物进行验收，验收不合格产品均退还给供应商，未出现不合格、瑕疵产品验收入库的情况，且供应商送货资料齐全，未出现缺少合格证、报关单等重要资料的情况；病案资料中使用数量与该患者的收费数量一致，未出现重复收费、多计费用或者少计费用等问题。

（二）引入先进的信息系统

随着科技的发展，越来越多的先进存储技术被应用于管理软件系统中。例如，采用自动化存储系统可以提高存储效率，采用射频识别即电子标签（Radio Frequency Identification，RFID）技术可以实现快速、准确的货物识别，采用物联网技术可以实现货物的实时监控和管理。目前，审计部计划引入审计信息软件，通过信息平台对审计项目的进展、审计结果和审计整改进行全面统筹管理；依托数据处理系统进行数据核实以及跟踪，便于核对数据的正确性，提高审计效率；扩大审计资料的存储空间，便于建立审计问题和审计整改资料对应汇总档案，避免出现整改资料丢失或者储存空间狭小无法储存的问题。

（三）依托供应－加工－配送（Supply Processing and Distribution，SPD）系统加强库房管理，不断完善库存管理制度

SPD 系统包括入库、出库、盘点等环节，可以确保物资的数量和质量得到有效控制。首先，制订合理的存储计划，该计划应综合考虑货物的性质、数量、存储期限、存储条件等因素，以确保货物能够安全、有效地存储。其次，对于种类繁多不便盘点等问题，在进行管理时还可以考虑优化存储空间，如调整货架的高度和深度、改变货物的摆放方式、建立立体仓库，以便更好地利用空间存取货物；推动物资摆放的规范化，严格按照库房内地面标识进行摆放。通过系统规范库存物资的管理，提高管理的有效性，有助于开展审计项目的数据核对以及盘点工作，从而提高审计效率。

二、小结与展望

通过对医院库存物资的全面盘点，确保库存物资的真实性和准确性，避免虚假记录或错误数据。对库存管理制度的健全性和有效性进行评估，发现问题和不足，提出改进建议，优化库存结构，降低库存成本，提高医院经济效益。该项目也能发现库存管理中的问题和风险，使医院及时采取措施加以改进，提

高库存管理水平，降低库存成本，推动医院信息化建设。

主要参考文献

［1］鲁红玲. 关于一次性医用耗材专项审计的思考［J］. 中国市场，2021
　　（19）：169-170.

［2］毛晓文. 医院科级医用耗材管理使用情况审计过程与启示［J］. 财经界，
　　2021（2）：159-160.

［3］姚赟. 内部审计在医院医用耗材采购管理中的应用研究［J］. 中国管理信
　　息化，2020，23（18）：18-19.

［4］黄艳娇. 加强公立医院医用耗材二级库信息化管理的必要性及审计重点
　　［J］. 现代经济信息，2019（8）：78.

［5］詹毅. 医用耗材采购管理的内部审计研究［J］. 中国管理信息化，2019，
　　22（6）：14-15.

（叶曾静）

第九节　财务报销流程优化

　　财务报销虽然是会计核算的基础性工作，但却是内部控制的关键，对提高
医院服务质量和管理水平具有重要影响。传统的线下报销方式存在诸多弊端。
线下报销主要采用纸质媒介在各流程流转，而不同流程之间传递易出现报销审
批单、附件丢失等问题，导致报销效率低下，且报销数据不规范等还会增加医
院的内控风险。此外，线下报销没有预算经费使用进度的提醒，容易出现部分
项目或者科室超支的情况，导致预算并未发挥在实际经费使用中的控制作用，
不利于预算控制。这些问题不仅增加了医院的内部控制风险，还降低了报销效
率，影响了医院整体运营效率和服务质量。

　　以下是金堂县第一人民医院的财务报销流程优化实践经验。

一、工作措施

（一）实施措施

　　对于医院财务管理而言，医院资源规划（Hospital Resource Planning，
HRP）系统不仅以其独特的资源整合特点，促进医院财务各方面发挥作用，
还能将与财务相对应的管理体制、成本体制、预算管理、人力资源管理等信息

数据进行整合汇总，进而实现各部门之间的信息数据共享，使医院在财务支出方面得到合理的规划及控制，从而降低成本，减少消耗，实现经济效益最大化。

随着医疗改革的持续深入，HRP系统可以满足现代医院管理精细化的需要，也是现代医院最基础的信息化建设需求。为加强医院信息化建设，助力医院高质量发展，医院引入了HRP系统并实施线上报销。首先，该系统将报销模板分类，如培训差旅类、进修类、采购类等，根据各类报销的具体情况建立报销模板库。其次，将各科室的年初预算指标、职工银行账户等信息预先植入HRP系统的报销流程中，同时开通发票验真查重功能。最后，编制HRP系统线上报销操作指南，供报销人员在使用时查阅。医院财务部通过组织培训和下科室指导，使各科室快速熟悉并掌握线上报销流程。

（二）取得成效

1. 效率提高：以前线下报账审批，各科室报销人员要在特定的时间内找到相关人员完成线下审批流程，不少时间花在了"跑腿"上，遇上审批人员不在办公室的情况也不在少数，走了很多"冤枉路"。线上报账审批把报账人从审批难、审批慢的困境中解脱出来，使其有更多时间专注于临床、科研和管理工作，提高办公灵活性和工作效率。同时，HRP系统实现了对日常费用、差旅费用、维修费用等支出的报销、审核、支付的全过程跟踪，并根据支付单据自动生成会计凭证，减轻财务人员烦琐的基础录入工作。

2. 流程可视：报销人员线上填写报销单以后，报销人员可随时查看报销流程所在的节点，查看单据所处的流程，对于审批驳回的意见，系统实时反馈给报销人员，报销人员根据建议再次修改，提高了报销流程各个环节的工作效率。报销人员在HRP系统上可以查看单据在每个环节停留的时间，随时查看报销具体审批的动态，实现了报销流程的可视化。

3. 预算可控：实现预算全过程管理，费用归口科室可以根据预算项目实时查询预算的占用情况、执行情况、可用余额等信息，实现对预算的实时监控，有效避免经费超支问题。给费用归口科室负责人提供决策依据，并形成一个完善的预算方案，以减少各环节产生问题的可能性。进一步做好财务预算管控工作，使经费使用更加合理科学。真正做到流程透明、预算可控，使财务管理更加精细化。

二、小结与展望

财务报销流程是医院财务管理中的重要环节，其优化直接影响着医院的服务质量和运营效能。通过引入 HRP 系统并实施线上报销，医院的财务报销流程得以优化，不仅提高了工作效率，而且加强了预算控制，为医院的运营和发展提供了有力支持。然而，线上报销仍然存在一些需要改进的地方，如纸质单据是否及时交到财务部的问题，可能导致付款滞后。为此，医院需要进一步完善系统，提高纸质单据回收的智能化水平，确保报销人员及时上交单据至财务部，以保证报销流程的顺畅和高效。

主要参考文献

[1] 史晓川，雷志勤. 基于全流程的医院智慧财务系统建设实践探索 [J]. 中国卫生经济，2020（3）：86−88.

[2] 尹晶晶. 公立医院财务管理中 HRP 系统的建设与应用 [J]. 财会学习，2022（1）：22−24.

[3] 吴玉清. 业财融合在医院中的运用研究 [J]. 中国卫生经济，2018，37（6）：81−84.

[4] 吕玲灵. 浅析 HRP 系统在医院财务管理中的应用 [J]. 财经界，2021（19）：123−124.

[5] 郑水容. 信息化条件下公立医院财务管理精细化分析 [J]. 财经界，2021，604（33）：74−75.

（杨　娟）

第十节　DRG 支付模式的挑战与对策

在我国的医疗体系改革中，疾病诊断相关分组（Diagnosis Related Groups，DRG）旨在通过固定费用的支付模式来控制医疗成本，提高卫生服务的质量和效率。《关于进一步深化基本医疗保险支付方式改革的指导意见》指出，2017 年全面推行以按病种付费为主的多元复合式医保支付方式。

随着医保支付方式的改革，DRG 支付模式在我国部分大医院和城市医疗中心取得了一定的成功，但在县级公立医院，由于特定的资源限制和实际情况，面临着一系列特殊挑战。

下面以金堂县第一人民医院在 DRG 支付模式下面临的挑战为例进行探讨。

一、工作措施

（一）分析 DRG 支付模式对县级公立医院的影响

1. 对医院运营的影响：DRG 支付模式为每一种诊断相关组设定一个固定的支付标准，支付单元由"项目"转变为"病组"，以"性价比"为切入点，通过病组价值量化医院提供医疗服务的性价比，一改既往"做得多，挣得多"的支付模式，对医院的运营产生重大影响。医院需要由规模扩增型发展模式转变为精细化高质量发展模式，以应对和适应医保支付方式改革。

2. 对医院管理的影响：医保支付方式改革迫使医疗机构加强内部管理，包括规范诊疗行为、提升病案编码能力和病案质控、全成本控制，以及加强信息化建设等。特别是在资源配置和临床路径管理方面平衡好成本控制与服务质量之间的关系，在保障基本医疗质量的同时，兼顾医疗资源的合理消耗，实现价值医疗。

（二）DRG 支付模式下医院面临的问题

1. 临床科室对 DRG 支付改革的认识不足：临床科室把追求医保"结余"作为核心工作，常见以下问题。

1）轻症入院：为追求"结余"，易产生过度医疗和低倍率病例。

2）高套病组：通过"低码高编"等违规手段高套病组，以求获得更多的医保基金支付。

3）拒收转科病例：转科病例通常较易出现医保超支，导致科室拒收，引发医疗安全不良事件。

4）推诿重症：重症患者因为支付标准容易超支而难以被收入院。

5）医疗不足：未治愈就出院，引起投诉与纠纷。

造成以上情况的原因是医院为实现短期自身利益的最大化，未认识到价值医疗对医疗机构及医保体系健康良性运作的长远影响。临床科室之间的竞争是技术水平、服务效率、管理水平的较量，谁做得"又快又好，资源消耗又少"，谁就有可能获得医保基金更多的支持。

2. 技术支持和数据分析能力不足：DRG 支付改革客观上要求医院具备高效精准的数据管理系统以精准监管全量数据，在大数据筛选、预警、分析上发挥核心作用。目前很多医院的信息系统并未达到这种要求，存在硬件信息技术支持和软件数据分析能力不足的问题。

3. 病案填写质量问题：在 DRG 支付模式下，病例根据患者的年龄、本次入院的诊断及治疗过程的差异，被归类到不同的 DRG 病组中。医院通过上传医保结算清单，将上述信息传给医保经办机构，病例的最终医保支付金额与病例的病案填写质量有直接关系。目前各医院病案填写质量参差不齐，不慎填写错误的诊断、编码，或者漏填的治疗操作，最容易导致获取的医保支付不足。

（三）具体对策

1. 成立工作领导小组：根据成都市医保支付改革相关政策，金堂县第一人民医院成立了医保DRG结合点数法支付方式改革工作领导小组，该小组由院长任组长，分管领导任副组长，包含医保、医务、护理、质控、病案、药学、运管信息、财务等多部门的核心人员。

2. 多部门联动：以"三医联动"为基础，强化医疗质量提升和质控体系建设，开展病组成本核算，各部门分工明确，建立PDCA质控管理体系。具体措施包括：

1）以临床路径为抓手，控制不合理费用。从临床路径入手对各病组诊疗行为再进行分析，通过临床、医技以及管理专家总结共识性基本措施以及常见的可选诊疗措施，借力部门成本数据分析或信息系统提示、限制、管控等方式，带动医疗服务提供科室主动关注与主动规范，探索、实践、总结病组基本质量保障和节约资源及控费之间的新平衡，规范各类检查项目、设备及医疗耗材的使用，在保证医疗安全的前提下，严格控制不合理医疗费用的增长。

2）加强病案质控编码管理，向病案要绩效。正确的DRG分组需要医疗文书填写全面、完整、及时，诊疗逻辑清晰。病案疾病编码需遵循ICD－10及ICD－9－CM3的编码要求，要对患者性别及年龄等基础信息录入无误，正确选择诊断及手术操作等。只有做好这两方面的工作，才能保证DRG分组的合理评价，真实体现医疗服务的价值，避免在错误的分组下造成损失。而这个领域需要质控部门及医保部门总结案例，对临床医生的书写及思维进行分析，加强与书写者及科室的沟通和培训。病案质量的控制，特别是医保结算清单的质控工作，需要精准专业的案例和经验，也需要培养面向临床医生的沟通和思维引导能力，变临床被动为主动的细致入微的管理。对于成熟的案例经验，可探索信息化提升，进一步加强效果。

3）财务、运管部门逐步实施病种成本核算。在新医改不断推进的过程中，如何在保证医疗质量的前提下，合理有效地利用有限的医疗资源为广大群众提供优质的医疗服务是今后医改关注的重点，在今后很长一段时间，控费将一直是医院管理工作的重点。根据DRG的相关付费原理，定点医疗机构最后得到的分配额度与提供医疗服务的"量"和"质"有关，要想增加收益，必须增加患者数量和降低成本。如果推诿患者则没有"量"，如果仅靠吸引患者，无法降低成本，则"质"会下降，即"做得多、亏得多"。因此，实现医疗成本管理模式从"粗放管理"到"精细管理"迫在眉睫。

3. 加强信息化建设：医院做好病案管理信息系统、HIS、医保管理信息系统的互联互通，着力开发切合医院实际的医保 DRG 管理系统。实现系统操作中的智能提示，可采集、统计医保 DRG 数据：一方面，可形成管理需要的各种分析报表，及时准确地向医保局上传患者就医信息，保证医保费用审核、月度结算、年度结算等工作的顺利进行；另一方面，临床路径融合 DRG 费用管理等系统的建设，使医院可直接查看 DGR 相关数据，便于监控费用、质量、效率等运营指标，实现临床路径与 DRG 分组关系及费用结构明细可追溯，优化诊疗流程和减少医疗资源浪费。可以通过自研及第三方服务的方式，建立信息医保智慧管控系统，逐步建立院内大数据模型，精确测算，为医院发展及决策提供支撑。

4. 开展临床科室 DRG 病组专场数据分析：医保部通过深入临床科室，开展专科 DRG 病组数据分析、CMI 值讨论会、医疗组长病组结构和成本分析等多种形式，对不同专科细化分析，充分调动核心医疗技术人员的积极性。

5. 加大对专业编码员的再培训、招聘工作力度：对现有的病案编码员进行定期培训和教育，确保他们了解最新的编码规则和技术。加大力度招聘具有专业资质以及临床诊疗思维和成本分析管控思维的复合型病案编码员，提高编码工作的专业性和准确性。

6. 创新患者服务模式：推广互联网医院，通过线上平台使患者居家就能获得线上门诊、上门医疗服务，减少在医院的等待时间，对时间消耗指数有一定的正向影响。

二、小结与展望

截至 2023 年 12 月，金堂县第一人民医院基本建立了医保支付方式改革管理体系，上线了医保智慧管理信息系统，部门协作常态化运行。全院在 DRG 支付改革上转变观念，提升思想站位，形成合力。连续三年实现医保基金正向支付。

总体而言，未来县级公立医院在 DRG 支付模式下的工作需要在多方面进行创新和改进。通过技术投资、政策支持、人才培养以及跨机构合作等多种措施，有效提升医院的运营效率和医疗服务质量，最终实现可持续发展。这些改革和努力将使县级公立医院更好地适应 DRG 支付模式，更全面地满足广大患者的医疗需求。

主要参考文献

[1] 刘小丽，王敏. 医保按病种分值付费下公立医院绩效改革提升运营实证研究［J］. 商讯，2021（21）：134－136.

[2] 王帆，曹建海. 医保支付方式改革与公立医院高质量发展——兼析完善公立医院成本管理机制［J］. 价格理论与实践，2023（2）：80－83，202.

[3] 陈曦，王兰香，邱茗，等. 基于 DRG 的临床科室住院费用管理策略研究［J］. 中国卫生经济，2024，43（4）：81－85.

[4] 安艳伟. 医保支付方式改革对医院经济的影响研究［J］. 财会学习，2024（9）：133－136.

[5] 马锐华. DRG 付费模式下公立医院成本精细化管理［J］. 上海企业，2024（3）：49－51.

（袁明星）

第十一节　构建高效医保员体系筑牢基金监管防线

医保基金安全关系到每个参保人的切身利益，更关系到医保制度的可持续发展。近年来，国家高度重视医保基金安全问题，医疗机构有义务和责任守护好人民群众的每一分"看病钱""救命钱"。目前，医保基金监管的形势依然严峻：一是医保"跑、冒、滴、漏"的一般性违规现象依然存在，二是 DRG 支付模式改革、互联网＋医疗服务、长期护理保险以及门诊共济保障等新兴改革措施的实施，对基金监管提出了新要求。

金堂县第一人民医院面对复杂多变的医保基金监管形势，探索构建医保员体系进行医院医保基金常态化监管，确保医保基金的合理使用。

一、工作措施

（一）建立基于临床的医保基金监管体系

医院建立"院领导—医保部—医保员"构成的医保基金三级监管体系。其中，医保员是从一线医务人员中选拔的一批临床专业知识强、熟悉医保政策、有使命感和担当精神的科室精英骨干。每个临床科室配备一名医师医保员和一名护士医保员。制定《金堂县第一人民医院医保员制度》，对医保员管理组织架构、选拔机制、工作职责、考核机制、激励和退出机制等方面做出明确规定。在时间上建立"事前—事中—事后"全流程的医保基金监管模式，在空间上建立"属地医保局—医院医保部—医院临床科室"全闭环的医保基金监管体系。

（二）实施医保员"1＋3＋n"培养计划

"1"是指培养一批懂临床、会管理、熟悉医保政策的医保员；"3"是指通过临床晨交班、医保员例会、"金医大讲堂"三个平台，在临床科室、职能部门及医院层面，多维度开展医保政策培训；"n"是指以多元形式开展医保员培训，通过组织知识竞赛、专场谈论会、主题沙龙等多种形式，提升趣味性，吸引临床医务人员积极参与。例如，在 2024 年度全国医保基金监管宣传月活动期间，医院医保部与感染管理部联合组织开展以"筑牢医院感染防线 守护医保基金安全"为主题的知识竞赛，营造全院医务人员学习医保政策的氛围，以赛促学、以学促知、以知促行，进一步增强医务人员主动维护医保基金安全的意识。

（三）履行医保基金监管职责

医保员发挥着 DRG 病组分析、物价收费管理、医保联络等作用。医师医保员利用专业优势特长，监督本科室医师严格遵循病案首页的填写规范，确保病组正确入组，合理控制医疗费用。对本科室病组情况按月进行入组率、CMI、时间和费用消耗指数、病组盈亏等数据分析。避免出现轻症入院、分解住院、治疗不足、高靠诊断等违规行为。护士医保员按月进行本科室收费项目的清理、核查，对虚记费用、多记费用、重复计费等违规行为进行常态化监管。以医师医保员规范诊疗行为、护士医保员规范收费行为的方式实现对医保基金的监管。

（四）开展科室间交叉督查

不同科室医保员就病历书写规范、诊疗记录"七吻合"、医保政策等业务展开交叉督查，旨在提升医疗服务质量、促进科室之间相互学习与交流。医保员以"专家"身份对其他科室进行医保检查，身份的转变让医保员的监管意识由被动变主动，使医保员的工作能够落实落地，更大程度地发挥医保基金监管作用。这种机制无形中让督查科室与被督查科室自主规范诊疗行为。

二、小结与展望

医保员体系旨在建立一个常态化的医保监管机制，将医保基金的监管落实到日常工作中，在促进合理使用医保基金方面发挥重要作用。其优势在于将监管责任落实到人，如对医保领域的专项督查、季度巡查、日常检查中发现的问题,由医保部反馈并指导医保员,医保员督促问题整改落实。自医保员制度实施以来,金堂县第一人民医院医保审核违规扣款得到有效监管。2023年违规扣费同比下降51.8%,门诊违规扣费同比下降48.2%。

金堂县第一人民医院在探索医保员体系建设、进行医保基金监管的过程中,积累经验,开拓创新,扎实开展各项医保基础管理工作,创新医保管理模式,构建高效的医保基金监管体系。未来将进一步依托信息系统建设,持续推动医保基金监管的信息化,利用大数据、人工智能等先进技术实现智能监管。

主要参考文献

[1] 何颖,陈诗. 创新探索"医保员体系建设"改革试点的举措 [J]. 四川劳动保障,2023 (12):75.

[2] 丁海霞. 强化自我监管,提升医院医保服务质量 [J]. 中国医疗保险,2020 (4):40.

[3] 吴云. 创新医保管理模式 助力医保高质量发展 [J]. 财经界,2022 (10):71-73.

[4] 沈连国. 筑牢"清风医保"防火墙 [J]. 群众,2022 (8):47-48.

[5] 宋震. 应对DRG支付下的基金监管新挑战 [J]. 中国医疗保险,2024 (4):77-79.

(祁红玉)

第十二节 落选干部绩效管理

推动公立医院高质量发展,人才是第一资源。《国务院办公厅关于推动公立医院高质量发展的意见》明确指出,公立医院资源配置应从注重物质要素转向更加注重人才技术要素,进一步落实薪酬分配制度改革,逐步建立主要体现岗位职责和知识价值的薪酬体系;加强领导班子和干部人才队伍建设,探索建立以医德、能力、业绩为重点的人才评价体系。

中层干部作为医院建设发展的中流砥柱,是医院高质量发展的关键所在。在干部的差额选举过程中,一定会产生退出干部队伍的人员,即落选干部。落选干部中不乏优秀人才。现有医院研究中,对该群体绩效考核的基础研究开展较少。

以下是金堂县第一人民医院的落选干部绩效管理实践经验。

一、工作措施

2023 年 8 月，金堂县第一人民医院开展中层干部换届选举工作。此次换届选举共有 19 名中层干部落选。根据落选原因，将此次落选干部分为两类进行分析：第一类是竞争落选的中层干部，第二类是因医院《中层干部管理制度》规定中已达到任职年龄界限而退出的中层干部。

（一）前期准备

在形成落选干部绩效方案前，医院绩效管理部门开展了两场座谈会，就各落选干部个人工作能力、职称、绩效情况，提出两类落选干部绩效管理指标体系构建思路。形成初步思路后，医院领导班子分别组织落选干部所在科室的中层干部召开座谈会，重点针对现有管理方案的问题和不足，提出管理指标体系构建及改进建议。最后，医院领导班子还与落选干部进行了一对一深入访谈，进一步了解落选干部的个人思想状态、未来工作设想与绩效预期等信息。

（二）形成落选干部绩效管理方案

对于第一类竞争落选的中层干部，医院参考落选干部同一科室相近职称的普通职工绩效水平确定其基础绩效。为降低落选后的"落差感"，调动其工作积极性，使其充分发挥个人工作效能，一定时期内，医院在基础绩效上对落选干部给予了"过渡期绩效"，以其任中层干部时期的月均绩效与普通职工的差距部分考核发放。现任中层干部依据落选干部的工作态度、能力、质量、效率等，结合科室工作性质与要求进行细化，构建非同质化的考核指标体系。

对于第二类已达到任职年龄界限而退出的中层干部，除医院另有安排，日常管理由原科室负责。过去经验显示，这类落选干部以普通职工身份进入科室，往往会影响科室绩效管理的规范化与制度化，为现任科室负责人的统一管理带来难题。为规避这种风险，医院将该类落选干部的绩效分为两部分：第一部分参照所在科室普通职工绩效水平确定，由现任科室负责人依据科室绩效二次分配方案综合分配，从科室层面发放；第二部分考虑其历史贡献、历史绩效水平与后续工作安排，从医院层面发放"二线中干绩效"。

（三）持续追踪，建立长效管理机制

形成落选干部绩效管理方案后，持续追踪方案落实情况也至关重要。在这一过程中，需要收集和分析来自落选干部本人、科室负责人及其他普通职工等各方面的反馈意见。例如，对落选干部绩效方案进行评价，方案是否有效改善落选干部的工作态度、效率、质量等。通过对比预期目标和实际结果，发现方案中存在的问题，在此基础上提出针对性的优化建议，进一步调整绩效指标的

权重，改进考核方式。

另外，随着环境的变化和医院的发展，原有的绩效方案可能失去效用，难以长期满足科室对落选干部个人绩效考核的实际需求。因此，需要不断对方案进行优化，以保持其与医院、科室及个人发展的同步性。后续通过对绩效数据的深入分析，结合医院战略目标及科室长短期规划，动态调整绩效考核指标，持续发挥绩效考核提高个人工作效能、推动医院高质量发展的作用。

二、小结与展望

随着医院的发展和市场竞争的加剧，医院对于人才的需求越来越迫切，对于人才的评价和选拔也变得越来越重要。通过实施落选干部绩效方案，可以对干部的工作表现进行科学、客观、公正的评价，激发干部的工作积极性和创造力，提高组织的整体绩效和竞争力。当前，医院中层干部考评较为粗放，考核指标主观因素较多，且考核方法缺乏针对性。在现代医院管理制度下，无论是对在职中层干部还是落选干部，都应进一步细化考核指标、规范考核流程、创新考核机制，对其进行分层、分类考核，坚持考核的全面性、科学性和可持续性，建立一套指标全面、评价方法多样的医院中层干部考核评价体系。

主要参考文献

[1] 李春新，顾仁萍. 某三甲医院中层干部考核评价［J］. 解放军医院管理杂志，2021，28（9）：824−826.

[2] 娄颜，杨帅，汪红兵. 公立医院职能处室中层干部绩效考核的现状与对策［J］. 中医药管理杂志，2023，31（6）：118−120.

[3] 邹佳彤，汪铭涵，黄超群，等. 某省级疾病预防控制中心中层干部绩效考核指标体系建立及初步应用［J］. 中国卫生资源，2022，25（4）：482−487.

（孙　莹）

第十三节　基于职工命运共同体的目标管理模式构建

近年来，国家实施三级公立医院绩效考核，对公立医院的运营意义重大，考核结果直接影响公立医院未来发展和医院形象。医院实施目标考核发挥着调动职工积极性、引导临床开展价值医疗的关键作用，也是以职工为核心实现医疗服务提质增效的有效途径。医院目标考核的推出促使医务人员积极主动参与到医院的运营管理中，将医院发展目标具体落实到各科室、各职工，职工与医院建立共同的价值目标，同兴同旺。

以下是金堂县第一人民医院的基于职工命运共同体的目标管理模式构建实践经验。

一、工作措施

（一）构建思路

命运共同体目标管理模式的构建，以"效率导向，兼顾公平"为指导思想，由院领导牵头，由临床科室、医技科室、职能部门和第三方机构组成，通过全体职工绩效目标与医院战略目标绑定，以价值排序和工作量差异为标准，发挥关键技术岗位和骨干的作用，实现多劳多得、优劳优酬，激发全体职工凝聚力和创造力，实现全体职工共享医院发展成果。命运共同体目标管理模式坚持目标导向，以目标预算管理为前提、以医疗质量提升为核心、以服务数量增长为基础、以业务结构调整为重点、以收入结构优化为关键，通过医院战略目标、绩效目标、绩效辅导、绩效评估、绩效应用等流程管理，既关注过程，也关注结果，实现"保存量、做增量、提质量"，逐步提升医院影响力。

（二）具体方法

1. 践行"患者""临床"双中心服务模式（图 4-13-1）。

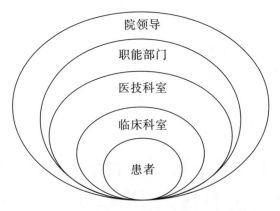

图 4-13-1　"患者""临床"双中心服务模式

医院以患者和临床为中心发展。对外以患者为中心，"院领导＋职能部门＋医技科室＋临床科室"共同提供高质量的医疗服务，提高患者满意度；对内以临床科室为中心，在院领导的带头下，职能部门和医技科室共同保障临床科室高质高效运行，促进临床技术水平的提高。

2. 建立360°互相评价体系（图4-13-2）：360°评价是一种全方位、多角度的综合性评估方法，其特点主要是评价维度多元化，从多个角度分析存在的问题，并通过程序反馈给被评估者。医院管理重视 PDCA 循环，加强对运营效果的评价，通过构建"自我评价＋上级评价＋同级评价＋下级评价＋患者评价"五大维度互相评价体系，了解优势与不足，促进自我发展。

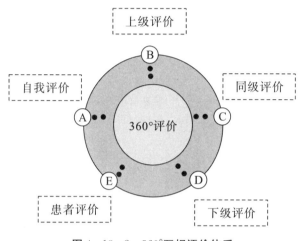

图4-13-2　360°互相评价体系

3. 构建目标管理指标体系：目标管理指标体系构建以三级公立医院绩效考核56项指标为导向，通过文献检索、专家咨询、头脑风暴等方法筛选整理对医院运营质量产生重要影响的指标。

在经过反复论证调研后，金堂县第一人民医院最终确定目标管理体系主要以院领导、职能部门、临床科室、医技科室四个层面划定考核对象。紧紧围绕导向性、客观性、科学性、平衡性原则，主要从目标考核、运营效率、医疗质量和社会效益四个维度出发，分别建立二级指标进行评价。

院领导是医院运营的决策者和推动者，直接影响医院整体发展，重点考核全院战略发展目标、医疗服务质量等整体性指标。临床科室以运营、医疗、药学、感控、设备耗材作为重点指标，对已纳入科室日常考核的指标不再重复考核，同时区分内、外科。医技科室的重点在科室运营、医疗、药学、设备耗材、满意度方面。职能部门以"国考"指标和科室项目性工作为主，分为指标性项目和非指标性项目。

临床科室考核体系见图4-13-3。医技科室考核体系见图4-13-4。职能部门考核体系见图4-13-5。

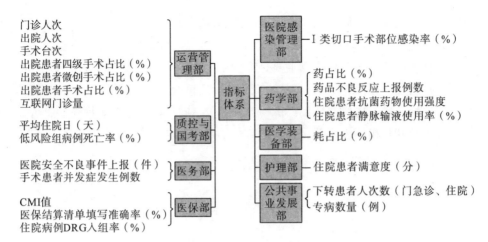

图 4-13-3　临床科室考核体系

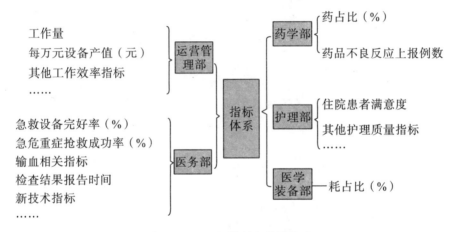

图 4-13-4　医技科室考核体系

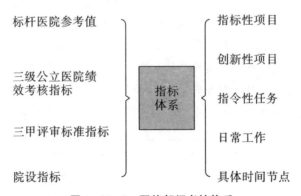

图 4-13-5　职能部门考核体系

4. 目标确定：目标确定会直接影响评价结果，需要对比多项数据谨慎研究确定。对于存在考核要求的指标，优先参考"国考"中位值。对于没有考核要求的指标，则通过梳理历史数据和区域数据，结合医院发展规划确定目标。同时还需要根据医院发展实际情况动态调整目标。

5. 评价周期确定：评价周期与目标考核的实施和反馈密切相关，根据绩效行为和结果灵活确定评价周期（分为短期评价和长期评价）。医院根据运营管理常规，结合运行数据，将各层级各部门目标考核分为月考、季考和年考，直接反映在科室与个人的月度、年度绩效，并在院内运营分析会上对考核结果及时反馈。

6. 目标沟通与签订：目标考核指标制定的全过程各环节都需要与各个部门进行充分的沟通协调，初拟目标责任书，将目标责任书送达每个部门，收集科室负责人和职工的意见和建议，逐条落实修改。最后由医院领导班子、科室负责人和考核小组达成共识，共同签订目标责任书。

7. 结果应用：不同职系、不同科室的指标考核体系不同，因此构建的目标指标体系的考核得分根据不同职系、不同科室进行单独评价，即某科室总得分＝Σ某维度指标权重得分，如某临床科室总得分＝运管权重得分＋药学权重得分＋医疗权重得分，各科室得分权重由医院统一设定。目标考核的结果得分应用于科室及个人绩效考核，同时这也是年度考核、干部任免、评先评优、科室资源分配等重大事项的主要依据。

二、小结与展望

基于职工命运共同体的目标管理模式的构建立足医院整体发展战略，参考国家三级公立医院绩效考核指标，关注各部门发展短板与优势，注重增强公益性指标和内部运行管理指标间的平衡，强调指标间的相关性和互补性，确保指标体系不仅全面，而且具有实际操作性。同时这也是对医院运营情况的直接反馈。

目标管理模式也关注到患者满意度、职工满意度和医院持续良性发展等方面。其中，提升患者满意度可通过提高医院的服务质量和提高服务效率来实现，直接反映医院对外服务的效能和形象。职工满意度则是职工命运共同体理念的核心，通过提升职工的工作环境与福利，增强职工的幸福感和归属感，从而动员职工更好地服从和支持医院的整体战略目标。

通过这种系统的、多维度的管理模式，医院能够在确保提供优质医疗服务的基础上，实现与职工以及社会的和谐共进，最终达成多赢的局面。

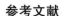

参考文献

［1］武敏，项玲. 基于预算管理模式的公立医院综合目标绩效考核研究［J］. 中国医院管理，2020，40（8）：57－59.

［2］芮景，柯先明，王守桂，等. 芜湖市公立医院综合目标绩效考核的实践与思考［J］. 中华医院管理杂志，2013，29（10）：727－728.

［3］王园园，徐敏，郑先杰. 360 度评价在住院医师规范化培训中的应用及改进［J］. 中国毕业后医学教育，2023，7（8）：598－601，610.

［4］金萍妹，陈洁. 基于公立医院运营目标管理的绩效考核体系研究［J］. 中国总会计师，2019（11）：50－51.

［5］潘文洁，曹蕊芸. 研究综合目标管理在医院绩效管理中的运用效果［J］. 中国卫生产业，2024，21（4）：134－137.

（刘雯黎）

第五章 学科发展与智慧医院建设

第一节 管理输出

四川大学华西医院是中国西部地区享有盛誉的大型综合性医院。四川大学华西医院领办金堂县第一人民医院，其目的不仅是扩大医疗服务的覆盖面，还包括通过管理实践的不断探索和优化，提升金堂县第一人民医院的管理水平和服务质量，推动区域卫生资源的均衡发展和医疗服务能力的提升，以及运营效益的整体提升。

金堂县第一人民医院于 2016 年由四川大学华西医院以"在线＋在位"模式领办。本节将初步探讨四川大学华西医院在领办金堂县第一人民医院的过程中所采取的基础管理整合模式。在管理体系整合的初始过程中，医院基本规章制度能够借鉴四川大学华西医院并结合当地实际情况建立和持续优化，在这一方面打下的基础，将会对医院管理的规范性和长期收益产生深远的影响。作为等级医院评审重要内容的基本制度的建立与更新，以及其规范性与实操性的考量，也是医院管理的精髓所在。金堂县第一人民医院持续关注优化自身基础管理制度和流程，通过借鉴学习四川大学华西医院并且结合金堂县第一人民医院人、财、物、环境等关键要素的实际情况，构建了适合本地化的管理制度和流程，涉及财务管理、人力资源管理、医疗服务流程、行政管理制度、院感公卫制度、应急预案制度、各类管理委员会及基于等级医院评审的内部管理性条款等。虽然地方性医院的定位和环境以及各方面的现实情况和四川大学华西医院会有很大的差别，面临的具体问题也往往有地方性的特征，但内部管理的环节和标准可以找到共识性和通用性。

一、工作措施

（一）领办实施的前期准备及重点步骤

1. 评估现状：首先，四川大学华西医院对金堂县第一人民医院现有的管理体系进行全面评估，以了解其组织结构、管理流程、医疗技术、设备配置、人员素质等方面的具体情况。例如，四川大学华西医院管理研究所和公共事业发展部会不定期收集和统计金堂县第一人民医院的"国考"指标、业务数据等历史情况，和四川大学华西医院领办的其他单位进行对比分析，为金堂县第一人民医院自身的发展提供参考依据。

2. 战略规划：根据评估结果，四川大学华西医院指导金堂县第一人民医院制定长期发展规划，针对医院的短板弱势，制订改进计划，确定短期和长期战略目标，并积极寻找达成这些目标所需的资源。

3. 人员派遣：四川大学华西医院向金堂县第一人民医院派出了书记或者院长，同时外派 1~2 名副院长等，以统一思想，进行全面管理输出。这些管理人员不仅带来了四川大学华西医院的管理理念，还负责制定和执行医院的发展规划，积极寻找发展所需资源。

（二）管理整合及持续探索

四川大学华西医院为确保金堂县第一人民医院的管理体系与自身顺利整合，针对新时代卫生健康事业发展需求不断构建高水平帮扶样板，采取了一系列的措施。

1. 医改目标推进：四川大学华西医院与金堂县人民政府合作，采用"领办"模式，推动上下级分级诊疗和双向转诊等医改目标的实现，在提升金堂县第一人民医院整体服务能力的基础上加强区域协同能力。

2. 县域医疗服务能力提升：通过四川大学华西医院学科主任帮扶等机制，金堂县第一人民医院强化急诊急救及医疗救治技术能力建设，持续提升医疗服务能力，满足县域居民的基本健康需求。

3. 学科建设和团队发展：加强重点学科和 MDT 的建设，整合不同学科资源，如持续构建医学影像中心、医学检验专科联盟和县域优势重点专科，帮助提高医疗服务的质量和水平。

4. 健康科普创新及品牌专病能力建设：探索慢病综合防控与健康科普结合新路径，普及健康生活知识，优化健康服务，打造群众满意的健康教育模式。通过互联网医院及专病医联体建设等，实现华西诊疗及科研资源体系新整合。

5. 建立高效的沟通机制：为了确保金堂县第一人民医院和四川大学华西医院之间信息畅通，四川大学华西医院建立了高效的沟通机制，包括定期召开联席会议、建立信息共享平台等，以便及时解决问题和分享经验。通过高效的沟通机制，两家医院能够及时交流工作进展、分享成功经验、解决工作中遇到的问题，从而提高工作效率和质量。

6. 提供培训和支持，助力人才培养：四川大学华西医院为金堂县第一人民医院的职工提供了培训和支持资源，帮助他们掌握先进的管理理念和专业的知识技能。此外，四川大学华西医院还派出专家团队定期对金堂县第一人民医院进行指导和评估。通过提供培训和支持，帮助金堂县第一人民医院构建自身的人才培养渠道和途径。

7. 协助进行服务流程优化：通过对医疗服务流程的梳理和优化，减少不必要的环节，提高服务效率。例如，简化患者挂号、就诊、检查、取药等流程，缩短患者等待时间；通过流程信息化、人力集约化等改善患者就医体验；做好老年友善医疗机构的创建等。

8. 协助信息化建设：信息化建设在医院管理和新质生产力领域都至关重要，因此帮扶基层医院力所能及地推动医院信息化建设，具体包括电子病历系统、医院管理信息系统、互联网医院建设、智慧医院建设、人工智能和物联网技术等方面。

9. 质量控制：建立和改善医疗质量控制体系，如结合实践探索构建专管员体系模式，进一步提升医疗服务的安全性和有效性。

10. 文化建设：长期传递四川大学华西医院的优秀文化和管理理念，增强金堂县第一人民医院职工的归属感和团队协作精神。例如，参考四川大学华西医院优秀的文化底蕴，制定并宣扬金堂县第一人民医院文化九条相关理念。

11. 管理模式深度植入：通过华西管理人员的领导和推动，四川大学华西医院不断将其精细化管理模式持续植入金堂县第一人民医院，确保管理体系和优质资源与四川大学华西医院有效对接和融合。

管理输出不仅包括制度和流程的建立和持续优化，也包括结合当地实际，了解服务对象及周边医院的具体情况，进行差异化资源配置。在充分了解基础和环境后确立差异化发展定位，借力华西资源进行区域协同发展的战略探索，并带动三级医院科研提升、教学拓展等。

二、小结与展望

四川大学华西医院不仅能够确保金堂县第一人民医院的管理体系与自身顺利整合，还能够帮助提升金堂县第一人民医院的医疗服务质量和管理水平，并持续致力于整合区域品牌资源，带动双方的协同发展。这种整合也有助于推动地方医疗卫生健康事业的进步，为当地居民提供更加便捷优质的医疗服务。

主要参考文献

[1] 刘也良，苏白海. "三级跳"模式打造高质量医联体 [J]. 中国卫生，

2022（10）：104-105.

[2] 杨天桂，曾智，程永忠. 华西医院管理模式探讨 [J]. 中国卫生质量管理，2008（1）：13-17.

[3] 王彬翀，陈武科，王亚峰，等. 全面托管模式下的医院管理实践与探索 [J]. 中国医学伦理学，2017，30（7）：882-884.

[4] 郝佳. 关于托管医院管理的几点思考 [J]. 中国卫生产业，2019，16（2）：99-100.

（张　磊）

第二节　技术输出

在当代医疗体系中，技术输出与科技创新已成为医院走向成熟、提升服务水平不可或缺的一环。四川大学华西医院作为中国知名的综合性医院，不仅在临床医疗、科学研究等方面有着深厚的积累，在医院管理和技术输出方面也具有显著成效。其领办金堂县第一人民医院，为地方医疗机构的技术进步与发展提供了宝贵的资源。除了管理输出，四川大学华西医院还进行了技术输出，以提升金堂县第一人民医院的技术水平。

一、工作措施

1. 派遣专业技术团队及依托华西优势资源进行专业帮扶。四川大学华西医院对紧密型医联体单位建立学科主任管理模式，以金堂县第一人民医院为例，由四川大学华西医院派驻学科主任/指导专家帮助提高诊疗水平、服务质量及教学科研水平。派遣前会进行基础调研，满足当地优势就诊需求；或依托技术突破提升核心科室能力；或构建专病医联体，建设专病区域协同机制，为当地学科建设发展打下基础。这些专业技术人员结合本地学科发展规划，通过教学查房、教学门诊、手术示教、科研指导等方式，帮助金堂县第一人民医院的医护人员提高技术水平和服务质量。

2. 依托华西学科主任及临床医疗组技术输出团队，积极探索开展新技术/新项目。参考四川大学华西医院管理模式，金堂县第一人民医院组建医疗技术临床应用管理委员会，委员会由医院领导、行政职能部门负责人、医疗技术专家等组成，负责新技术的引进、评估、推广等工作。每年定期召开会议，对新技术进行审议，确保新技术的先进性和实用性。制定科学、合理的新技术评估标准，从技术可行性、经济效益、社会效益等方面对新技术进行全面评估。申报新技术的科室对科室人员开展多层次、全方位的新技术培训，提高职工的新技术应用能力。制定严格的新技术应用规范和操作流程，确保新技术应用过程中的医疗质量和安全。医院加强政策支持，建立激励机制，激发职工的积极性和创新精神。自领办以来，在四川大学华西医院的指导和帮扶下，截至2024年9月，金堂县第一人民医院累计开展临床诊疗相关新技术项目210余项，其中转为常规项目70余项。

3. 依托四川大学华西医院知名专家成立专家工作站。四川大学华西医院知名专家来院开展教学查房、指导病历书写、规范医疗行为、指导学科发展等活动。四川大学华西医院在金堂县第一人民医院建立的专家工作站，为当地医护人员提供定期的教学和技术指导。这种模式不仅解决了金堂县第一人民医院在某些专业领域的人才培养问题，更重要的是为当地医护人员带来了更多学习先进医疗知识的机会。这种持续、系统的学习和交流，促进了地方医疗水平的提升。

4. 加入四川大学华西医院牵头的项目制工作。例如，加入由四川大学华西医院牵头的四川省基层医院微创胸外科能力提升项目，通过合作项目，四川大学华西医院胸外科专家每月到金堂县第一人民医院开展教学查房、教学门诊、手术示教、腔镜培训等工作，使医院胸外科手术量从早期每年不足20台次迅速发展至目前每年近200台次，胸外科微创手术占比逐步提升。

5. 参加四川大学华西医院组织的技术培训和学术交流活动。四川大学华西医院不定期组织技术培训和学术交流活动，邀请金堂县第一人民医院的医护人员及医共体医护人员参加。通过这些活动，金堂县第一人民医院的医护人员可以学习到最新的医疗技术和知识，提高自身的专业素养。同时与其他机构交流，拓宽视野。

6. 开展县级医院外科提升相关教学手术示教项目。依托华西学科主任，组织临床科室定期举办内部手术技能暨质控中心专科能力培训班；邀请资深专家和医生进行视频指导讲解；设立专门的手术示教实践项目工作小组和不同学科的手术示教团队，由学科建设部和临床专家、宣传部视频制作人员负责组织和协调，制订应用计划、效果评价及医院资源倾斜政策等；医院新技术委员会及临床特邀专家做评委，并邀请县域和周边手术同行共同举办手术示教及讲解教学视频大赛；在年终评优评先等工作中，考虑设立手术示教实践项目的激励机制，对在教学手术示范中表现突出、示教视频讲解得分高、开展例数增加取得显著成绩的医护人员给予奖金或荣誉称号，以鼓励更多的医护人员积极参与到手术示教实践中来。

二、小结与展望

派遣专业技术团队这一举措具有深远影响。四川大学华西医院派遣的专业技术团队，不仅向金堂县第一人民医院提供了技术指导和学术支持，更是将四川大学华西医院先进的医疗理念、科研方法、管理模式带到了金堂县第一人民医院。这一举措积极推动了金堂县第一人民医院整体水平的提升。通过"师带徒"的方式，除了实现知识与经验的传承与分享，也拓宽了人才培养的有效途径，促进了金堂县第一人民医院整体技术能力的提升。

展望未来，四川大学华西医院的技术输出项目将持续为推动地方医疗机构的发展、提高地方人民群众的健康水平做出贡献，同时为中国医疗卫生事业的发展贡献重要力量。

主要参考文献

［1］践行医者初心　担当健康使命——华西医院领办下的金堂实践［J］.中国卫生事业管理，2021，38（10）：805.

［2］姚常房，李为民.加强紧密型专病医联体建设［N］.健康报，2023-03-08（002）.

［3］李为民.以专病为抓手　深化医联体内涵建设［J］.中国卫生，2023（3）：29.

［4］张彦杰，冯园园，刘威，等.多院区一体化促进优质医疗资源扩容下沉的宁夏实践［J］.中国卫生质量管理，2023，30（9）：90-93.

［5］喻文苏，徐咏秋."在线＋在位"，让百姓过上了好日子［N］.健康报，2021-09-24（003）.

（张　磊）

第三节　文化输出

医院文化建设不仅是提升医院综合竞争力的内在需求，更是实现医院高质量可持续发展的重要力量。特别对于领办型县级医院而言，如何借鉴先进医院的文化建设经验来辅助加强自身建设值得学习。

金堂县第一人民医院作为领办型紧密医联体单位，借鉴四川大学华西医院的文化输出进行实践。在领办过程中，四川大学华西医院也注重文化输出，以促进两家医院的融合发展。本节将从一些实践经验和特点出发，初步探讨县级医院加强自身文化建设的一些实践策略。

一、医院文化的内涵

医院文化是在医院长期的医疗服务管理过程中形成的一套独特的价值观、服务理念、行为准则和组织氛围。它是医院精神文明建设的重要组成部分，对医院的管理模式、服务质量、团队协作等方面都产生深远的影响。

四川大学华西医院文化建设凝聚了医护人员的智慧和心血，形成了独特而有力的医院文化。这种文化不仅激励着医护人员不断进取，也给患者带来了温暖和信任。华西精神在新时代同样流光溢彩，激励着一代代华西人以更加昂扬向上的精神状态奋力推进医院高质量发展。其部分核心理念正是金堂县第一人民医院持续学习和借鉴的重点。

（一）文化建设工作典范

以下是四川大学华西医院在文化建设方面落实的部分策略路线和理念，作为文化输出的主要内容，由金堂县第一人民医院持续结合当地情况学习和借鉴。

1. 氛围中感受：四川大学华西医院通过优化标识系统和文化视觉系统，改造院区园林景观，通过院报、网站、社交媒体等载体传播，营造了浓厚的文化氛围。

2. 活动中升华：通过针对性的宣传教育活动，灵活有效地推进职工综合素质的提升与核心价值观的内化和认同。

3. 产品中固化：通过出版书籍、制作文化产品等方法，将四川大学华西医院的文化精髓与社会价值传递给社会大众。

4. 科室中沉淀：鼓励科室总结自身的文化特色和文化故事，通过各种形式展现科室文化，增强科室的凝聚力与向心力。

5. 典范中塑造：通过建立反馈机制、总结先进模式和人物，以典范引领全院文化建设。

（二）四川大学华西医院的文化输出

1. 传承华西精神：四川大学华西医院将自身的优良传统和精神传承给金堂县第一人民医院，使其成为金堂县第一人民医院的文化基因，包括敬业精神、团队合作精神、创新精神等的实践和宣扬。通过传承华西精神，金堂县第一人民医院的职工能够更好地理解四川大学华西医院的价值观和理念，从而更好地融入四川大学华西医院的大家庭。

2. 加强文化交流：四川大学华西医院与金堂县第一人民医院开展了丰富

的文化交流活动，如金堂县第一人民医院申请参访四川大学华西医院的职能和临床科室，四川大学华西医院邀请金堂县第一人民医院参加一些大型学术交流会等，增进了两家医院职工之间的友谊和了解。

二、工作措施举例及县级医院文化建设的实践策略思考

结合金堂县第一人民医院文化建设实践，总体来说，县级医院在构建文化建设模式和实施具体措施时，可从以下几个方面入手。

（一）构建和谐的医院环境

学习四川大学华西医院的经验，县级医院也应对自身的标识系统和文化视觉系统进行优化，改善院区环境，让医院的每个角落都能传达出积极向上的文化信息。例如，进一步优化标识系统和文化视觉系统，聘请专业团队制作视觉系统识别手册，对文字、图形、色彩等方面进行规范化标准设计，通过视觉标识在不同载体上的组合和变化，大到户外标识，小到一张信笺纸，体现出医院本地文化特色和文化品位。

（二）举办形式多样的文化活动

结合县级医院实际，开展有意义的文化活动，如职工素质提升培训、医疗质量改进活动等，不仅能增强职工的认同感和归属感，还能提升医院的服务质量和团队合作能力。

如围绕中心党建以及各类主题活动，系统开展人文教育、形势教育、职业道德教育、专业技能教育、典型事迹教育、主题专项教育等集多项核心内容为一体的职工综合素质教育。依托院内党支部及院外党建，开展丰富多彩的主题活动，并持续致力于党建和业务的融合教育。如结合国家优质医院评审，发动职工由下至上运用品管圈等管理工具，开展"循环管理，螺旋上升"的医疗质量持续改进主题活动；结合基层健康宣教及健康科普的常见主题，持续开展"金医大讲堂"等活动。对于职工业余兴趣活动，由下至上发动群众自主管理，在"党建引导、群团共建、集结兴趣、自主管理、全员参与"的思想指导下，工会牵头院内成立多个兴趣协会或活动小组，多次组织职工参加工会活动。

（三）打造具有特色的文化产品

依托微信、微博等新媒体平台，制作医院文化视频、动画等，增强医院文化的传播力和影响力。

如结合自身院训及科室诊治或服务特色，通过构建县级医院县域内互联网医院平台及医院微信公众号，不断打造华西金堂医院的品牌，彰显改善就医感受、提升医院服务的理念，以及持续为人民群众健康知识传播做因地制宜的科

普，也致力于带动周边基层乡镇及社区卫生服务中心一起传播健康服务理念。金堂县第一人民医院尝试在县级医院文创产品领域制作一批文化手提袋、文化笔记本、文化纪念品等周边产品。结合医院发展过程中的重点节日、重大事件和重要活动，适时总结院史院志，持续宣扬医院职工团结奋斗、可歌可泣的事件及精神。

（四）促进科室文化的建设和发展

鼓励各科室发掘和总结自身的文化特色，如优秀案例分享、特色服务展示等，促进科室内部和跨科室间的文化交流与合作。

充分调动科室的积极性，鼓励科室总结自身的文化特色、文化故事，丰富和发展医院文化内涵。科室党支部书记负责科室文化建设，支持工会小组和团支部工作，在医德和关怀教育中崇尚"情重"，在人才培养中崇尚"技精"，在学科发展中崇尚"求实"，在学术引领中崇尚"创新"，崇尚团结互助、情重技精、求实创新的医院文化。一些科室结合院区空间布局，美化空间及墙面，用职工的书法、摄影、诗歌、奋斗历程作品装饰工作区域，让职工对工作生活的哲理感悟能够上到科室墙面，让职工体面劳动、受到尊重，让职工体会关爱、幸福生活。科室文化示例见图5-3-1。

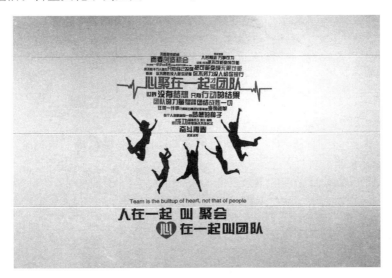

图5-3-1　科室文化示例

（五）典范引领，提升文化软实力

通过树立医院内部的先进个人和团队为典范，用他们的故事和经验激励全院职工，提升医院整体的文化软实力。

如紧紧围绕中心工作，建立信息收集的反馈机制，在各层面抓正面典型、树标杆，创新并整合宣传资源平台，多角度、多形式传播与弘扬。以平凡人、平凡事当中的奉献和付出作为典范，以身边人、身边事、身边精神宣传院内先进文化、先进业绩、模式方法和总结经验教训，以激发共鸣与热情，培育、传承、弘扬"金医人"积极向上的精神。不断跟踪、总结、分析和指导各示范支部、示范窗口和示范岗的业务工作，发掘、宣传先进模式，塑造先进人物引领、先进文化导向的典型。通过院内多个层面和渠道，形成先进和共情的文化。

三、小结与展望

金堂县第一人民医院作为一个新晋升的县级三级甲等综合医院，迫切需要汲取四川大学华西医院的文化精髓，以提升人文关怀能力，增强职工的向心凝聚力，辅助提升医疗质量和服务水平，推动医院各项事业蓬勃发展。

通过借鉴四川大学华西医院的经验，金堂县第一人民医院在医院文化建设方面持续探索和实践。医院文化不仅是医院健康发展的重要辅助，也是精神文明建设的重要保障。期待这些具体做法能够为医联体单位的文化整合和输出提供一些思路和模式。在此过程中，持续学习和借鉴先进医院的文化建设经验，结合自身实际进行创新发展，推进医院的文化建设和精神文明建设。

主要参考文献

［1］邓洪禹，刘逸群. 新媒体时代公立医院文化传播及路径探讨［J］. 医院管理论坛，2024，41（7）：44－46，34.

［2］杨娜娜，严运楼. 医院文化助力公立医院高质量发展策略研究［J］. 中国医院，2024，28（8）：6－9.

［3］姜洁，敬静，黄勇，等. 传承文化培育作用　激扬精神　引领发展——四川大学华西临床医学院/华西医院文化建设的实践与思考［J］. 中国医院，2013，17（3）：37－39.

［4］李正赤，邓绍林，姜洁. 以和谐文化打造医院核心竞争力　推动医院持续健康发展［J］. 中国医院管理，2007（10）：22－23.

（徐　丹）

第四节　华西领办促进医院高质量发展

医联体是深化医改的重要步骤和制度创新，有利于调整和优化医疗资源结构，促进医疗卫生工作重心下移和资源下沉，提升基层医疗机构服务能力；有利于医疗资源上下贯通，提升医疗服务体系整体效能，更好地实施分级诊疗和满足群众健康需求。我国优质医疗资源总量不足，且在地区间、城乡间分布不均衡，导致部分地区的群众难以享受到高质量的医疗服务。

为满足广大人民群众日益增长的健康需求，2016 年 6 月，四川省金堂县人民政府与四川大学华西医院携手共建紧密型医联体，四川大学华西医院以"信息统一与共享、业务管理统一与共享、资源管理统一与共享"为靶向，以"管理输出＋技术输出"为载体领办金堂县第一人民医院，再由金堂县第一人民医院向下辐射县域内基层医疗机构，构筑起"1＋1＋X"的分级协同医疗服务体系。

一、工作措施

（一）华西专家"在位"帮扶指导

1. 四川大学华西医院先后派出 7 名优秀管理人员到院担任党委书记、院长及副院长，并将其管理经验融入医院，使医院的管理模式从粗放式逐步迈向精细化。医院实现二级甲等到三级甲等的综合提升，并在医疗、教学、科研、管理等方面有了巨大的发展与进步。医院在三级公立医院绩效考核中，连续多年创造佳绩。

2. 组织专家帮扶，不断提升医疗技术。金堂县第一人民医院与四川大学华西医院和华西第二医院等知名医院建立 33 个专科联盟，技术专家不定期下沉帮扶，带动医院业务能力的提升，从教学查房、教学门诊、教学讲座及新业务/新技术的开展等方面给予帮助并带动实现资源共享。先后开展了腹腔镜根治性膀胱全切输尿管皮肤造口术、妇科经脐单孔腹腔镜手术、双动全髋关节置换术等。成都市医学重点专科获批 7 个，成都市县级临床重点专科获批 8 个。胸外科微创手术占比从之前的不足 10％增至约 90％。在四川大学华西医院的大力支持下，金堂县第一人民医院于 2021 年成功加入四川省基层医院微创胸外科能力提升项目第一批建设医院，并得到四川省财政厅给予的专项资金支持。

3. 借鉴华西科研文化底蕴，坚持科技创新。金堂县第一人民医院设立青年科技发展基金，制定科研奖励办法、学术活动管理办法，鼓励医务人员积极参与科研工作，不断提升理论和业务水平。

（二）华西专家"在线"帮扶指导

1. 加大信息化建设，上线互联网医院，构建免费续诊新模式及一站式数智住院全周期患者服务平台。通过视频会议系统、远程医疗平台等技术，实现

149

华西专家、医院医务人员与患者及家属三方实时互动。特别是在新型冠状病毒感染疫情期间，华西专家团队通过 5G 网络技术对医院收治的新型冠状病毒感染患者开展远程会诊，实现疑难患者"一人一策、精准施治"。

2. 充分利用华西远程教育培训平台资源，根据其平台课程计划，组织医院相关专业及相关科室医务人员按要求完成课程内容学习，逐步提升院内医务人员专业技术水平。

3. 医院加入华西胃癌、肺癌、乳腺癌和结直肠癌四个专病医联体，以专病能力提升及资源共建为抓手，深化医联体高质量内涵建设，促进四川大学华西医院诊治区域协同体系构建。

4. 四川大学华西医院先后为金堂县第一人民医院开放危重症院间预约转诊平台及区域协同双向转诊平台，方便医院门诊、住院患者上转四川大学华西医院。金堂县第一人民医院与四川大学华西医院间危重症患者及门诊患者转诊的效率及质量得到大幅度提升。

（三）华西文化润物无声，金堂医院传承不息

1. 见贤思齐，营造医院学习文化氛围。借鉴四川大学华西医院"文化九条"，鼓励全院职工随时有一本正在阅读的书籍，随时与国内省内同行保持充分的沟通与交流，建有自己或者团队的临床数据库、标本库、知识素材库等；打造读书角，设专项资金为全院各科室购买党建、管理及专业相关书籍，践行学习型医院建设；推进"金医大讲堂"，鼓励全院职工走上讲坛在院内授课，落实人人都是优秀讲师计划；定期邀请行业内外优秀教授、专家授课，内容涵盖党建、行风建设、医院管理及学科建设等，营造不断学习、不断进步的学习文化氛围。

2. 建章立制，推进医院规范管理。通过不断借鉴四川大学华西医院精细化管理模式，从医院、科室两个层面建立相关规章制度，结合实践调整优化。

二、小结与展望

金堂县第一人民医院通过推进"拉大手"的领办型医联体建设实践，在技术提升、人才共建、资源共享、信息互通等方面进行探索，逐步提高医疗服务能力，实现医疗资源的合理配置，促进分级诊疗制度的完善，更好地满足广大人民群众的健康需求。

主要参考文献

［1］王武，叶世岳，林琴棋，等. 医联体发展现状及对策分析［J］. 中国卫生

标准管理，2020，11（23）：27－30.

［2］姚芳，向国春，夏怡，等. 某省医联体建设改革效果评价研究［J］. 卫生经济研究，2021，38（3）：24－28.

［3］张焱，路春阳，朱玉萍. 协同视角下跨区域专科联盟构建及其运行机制研究——以浙江省肿瘤微创外科联盟为例［J］. 中国肿瘤，2023，32（7）：525－532.

（唐　绮）

第五节　紧密型县域医共体建设工作探索与实践

紧密型县域医共体建设（以下简称医共体建设）是中国深化医疗改革的重要内容，旨在通过优化医疗卫生资源配置，加强基层医疗卫生服务体系建设，提高医疗服务效率和质量，使基层群众能够就近享受优质医疗服务。这一改革策略的核心是构建以县级医院为龙头、乡镇卫生院和村卫生室为网点的医疗服务共同体，通过管理统一、资源共享、服务下沉等方式，促进实现医疗服务的联动和提升。本节将结合金堂县第一人民医院在医共体建设领域的探索实践，总结医共体建设中的创新举措及其成效。

一、工作措施

（一）统一管理

1. 成立医共体党委。在县卫生健康局的统筹下，金堂县第一人民医院与5家基层医疗机构建立紧密型县域医共体，出台建设实施方案、章程、议事决策制度等文件，明确医共体成员单位"三重一大"事项决策程序，通过医共体党委推动医共体各项建设工作。

2. 根据相关文件要求，医院结合实际情况，挂牌成立医共体管理中心，将药械采购中心分设为药品管理中心、医用耗材物资管理中心，财务运营中心分设为运营管理中心、财务管理中心，增设互联网总医院，构建医共体十四大管理中心体系。以医共体十四大管理中心建设为抓手，逐步探索紧密型县域医共体"八统一"工作。"八统一"是指《四川省紧密型县域医共体"八统一"管理指导意见》所提出的编制、岗位、人员、经费、管理、财务、药物、信息等实行"统一"，进一步优化县域医共体运行机制，推动技术、人员、管理和服务切实下沉到乡村两级，为群众提供安全、有效、便捷的基本医疗卫生服务。

3. 紧扣医共体建设发展内涵，建立健全考核评价体系。对双向转诊、医疗技术提升、交流合作等成效显著的医共体成员单位，设"先进医共体单位奖"予以激励。

（二）资源共享

1. 充分发挥县域医疗资源共享"五大中心"功能，通过区域医疗资源共享平台，检验、影像、心电诊断、器械消毒等多项医疗服务逐步实现同质化。鼓励医共体成员单位医生将疑难、需上级医师诊断的报告通过平台上传，由牵头医院医生免费读片和出具报告，提升医共体成员单位医疗服务能力，打通医疗服务的"最后一公里"，实现"基层检查、上级诊断、结果互认"。

2. 充分利用好国有资产，医共体内部实现设备按需调配。调配方舱 CT 至医共体成员单位，提升医共体成员单位医学影像诊断能力；推进医共体成员单位中药免煎颗粒机共享项目，打通信息平台，探索由牵头医院开具处方、医共体成员单位调剂免煎颗粒并提供邮寄服务的模式。

3. 将医共体成员单位有互联网医院诊疗资质的医生全部上线互联网医院，推动实现医共体内联动、双向转诊、信息系统互联互通和数据共享，打破时间和空间限制，为区域内的群众提供更加便捷、高效的医疗健康服务。

4. 与医共体成员单位签订药品统一采购、统一支付委托协议，医共体成员单位每周上报药品采购计划，由医共体牵头单位组织采购并按约定完成药品款支付。探索耗材和药品 SPD 项目，逐步改善医共体内耗材药品统一配送的物流系统。

5. 医共体成员单位患者可凭 7 天之内的病历、转诊单免费到医共体牵头医院门诊部一站式服务中心安排相应专家门诊，打通患者就医通道，为患者提供优质、便捷的医疗服务，促进分级诊疗制度落地落实。

（三）服务下沉

1. 探索实行"县招乡用"。近年来，医院先后派驻 4 名医疗骨干到医共体成员单位挂职副院长或副主任职务，定点指导帮扶，下派 16 名相关专业医疗骨干协助开展新技术/新项目，带动其医疗业务和卫生管理能力提升。坚持错位发展，结合医共体成员单位自身能力及区域疾病谱，与其建立急诊、康复、呼吸及心血管内科等专科联盟，为其派驻学科主任、学科护士长，定期到医共体成员单位开展教学查房、疑难讨论、授课等帮扶指导。

2. 以提升基层胸痛救治识别处理能力为目标，以构建县域胸痛救治体系为抓手，组织专家常态化对医共体成员单位进行胸痛救治单元创建工作指导、培训。通过优化资源配置、建立远程会诊平台及加强患者宣教等措施，助力医共体成员单位提升业务能力和救治质量。目前已指导4家紧密型县域医共体成员单位完成胸痛救治单位验收和授牌工作。基层医院胸痛救治能力提升，误诊和漏诊逐步减少。

3. 以疾病日为契机，联合医共体成员单位开展健康义诊、健康宣教等"万名医护走基层"志愿服务活动，按需组织医院专家到医共体成员单位开展培训指导、业务查房等帮扶工作，提高医务人员的业务水平和管理水平。

（四）平台搭建

1. 依托国家基层卫生人才及全科医生转岗培训，集中开展理论、技能及临床培训，以医院搭平台、医生交朋友为建设理念，医共体成员单位的业务骨干集中纳入医院全科医师规范化培训项目，通过组织业务培训、进修等方式，兼顾培训学员生活、物资等保障措施，助力搭建基层人才培训平台。

2. 丰富医共体学术、文体活动，举办"金医大讲堂"、党员大会暨干部大会、金医健康科普大赛、医师节、"5·12"护士节活动等，邀请省市知名专家授课，在医共体内大力营造学术交流氛围。

二、小结与展望

近年来，全国大力推进紧密型县域医共体建设，医院也在积极探索医共体建设路径，逐步从松散型医联体帮扶形式向紧密型医共体形式发展。下一步金堂县第一人民医院将结合实际情况，在四川大学华西医院及当地政府、县卫生健康局的指导和帮助下，不断探索新路径，把紧密型县域医共体建设工作做得更深、更细、更实。

主要参考文献

[1] 宋青，才让，赵晶. 紧密型医联体提升基层医疗服务能力的实践与探索[J]. 中国卫生质量管理，2020，27（6）：151-153.

[2] 蒋文秀，张冬梅，张芮，等. 整体性治理下我国县域医共体信息化建设现状分析[J]. 中国医院管理，2023，43（1）：57-60.

[3] 史江漂，马亚洁，崔兆涵，等. 紧密型医共体推动医疗质量管理同质化的路径和方法[J]. 中国卫生质量管理，2023，30（3）：20-24.

[4] 郭贺，戴力辉，高晶磊，等. 我国县域医疗共同体建设实效评价[J]. 中国医院管理，2021，41（2）：14-17.

[5] 揭映楣，黄紫彤，陈敏生. 广东某县域医共体分级诊疗建设效果研究[J]. 卫生软科学，2021，35（5）：24−27.

（黄旭阳）

第六节　学科建设和专科建设

学科建设和专科建设是现代医院管理中提升医院综合实力和核心竞争力的关键内容。学科建设围绕医学知识进行，包括知识的创造和积累、传承和传播以及临床上的应用；专科建设则以患者为中心，考核和评估医疗机构系统诊疗疾病的能力。2012年，四川省卫生厅制定了《四川省医学重点学科（实验室）及重点专科建设项目评估体系（试行）》，明确了重点学科在研究能力、业务技术、人才培养、教学能力、基本设施、项目管理等方面的高质量发展目标。2021年10月，国家卫生健康委员会发布《"十四五"国家临床专科能力建设规划》，提出了"百千万工程"，旨在形成网格化临床专科服务体系，大幅提升常见疾病的诊疗能力。2022年，四川省卫生健康委员会暂停了医学重点学科（实验室）及重点专科建设工作，制定《四川省"十四五"临床专科能力建设规划》，有序推动全省临床专科能力建设。金堂县第一人民医院的重点专科建设工作不断推进发展，为鼓励临床科室每年申报，采取了以下措施。

一、工作措施

（一）加强认知

金堂县第一人民医院自2016年开始由四川大学华西医院领办。在此之前，金堂县第一人民医院大多数临床科室对重点专科创建工作并不了解。在四川大学华西医院领办后，医院高度重视重点专科创建工作，确立了追赶并逐步超过同级医院的目标。科教与学科建设部根据要求进行院内摸底，组织各科室自评，帮助临床科室审视自评成绩与立项标准之间的差距，探讨提升空间与潜在可行的资源与措施。申报困难成为职能部门管理人员和各临床科室负责人对重点专科创建的第一印象，但重点专科创建工作已成为关注焦点。

（二）建设措施

针对申报困难的问题，金堂县第一人民医院采取了内外双轨策略。

1. 发展规划：医院根据重点专科申报评估体系，结合国家三级医院绩效考核标准与医院实际情况，邀请四川大学华西医院管理研究所作为第三方对医院实际情况进行分析并给出战略规划，科学指导全院专科建设的发展，确保专科建设的整体规划与资源布局科学合理。结合本地疾病谱、科室技术储备、人才配置等方面，对专科建设的科研与教学、资源配置和管理、服务模式创新等方面进行规划，将建设任务拆分，制定详细的建设实施细则，责任落实到各科室负责人，确保各项计划能够长久有效落实。

2. 政策制度：医院成立了重点专科建设领导小组，由医院班子和各职能部门组成，全面负责医院专科建设的领导、组织及指挥，研究部署和决策各阶段重要工作。医院制定了《科研与学科建设奖励制度》，对在专科建设方面取得成绩的团队和个人给予激励。医院还制定了《高层次人才引进管理办法》，通过多种手段引进高层次人才，并将专科建设相关工作制定为考核项，以促进专科的可持续发展。

3. 实施细节：医院安排四川大学华西医院派驻院领导牵头重点专科申报工作，院领导带队到优秀的医院参访学习，组织管理人员外出培训，并邀请业内专家到院内开展培训，全面提高医院管理者对专科建设的内涵和重要性的认识。将申报任务分配至每位院领导，每位院领导负责一个临床科室的专科建设工作，进行一对一跟踪督促指导。医院聘请华西学科主任对科室的科研能力提升、特色技术发展、专科人才梯队建设等提供专业建议与指导，其直接参与具体科室的学科能力建设。优化院内选拔流程，医院每年定期开展院内申报评选，根据申报文件及科室发展实际，参考 CMI、DRG 组数、费用消耗指数等具体指标，了解拟申报专科在区域内的专科排位。医院多渠道了解同行医院重点专科报送情况，在申报时尽量差异化报送专科，综合院内评分情况，评估专科在区域内的综合竞争力后择优上报，并在经费、设备、人才培养等方面给予大力支持。院内确定申报科室后，由科教与学科建设部牵头，对拟申报科室提供全程指导，对申报书填写、申报数据收集、支撑材料整理、PPT 汇报演练等工作提供全面的督导协助。

4. 持续优化：为确保已成功立项专科的建设成效，医院建立了跟踪评估机制，通过科室走访、组织"重点专科推进会"等方式定期对专科建设情况进行督导，及时了解建设现状及所遇问题，并协调院内资源解决问题，无法及时解决的问题向重点专科建设领导小组汇报，请示解决方案，保障建设按计划进行。对于申报未成功立项的专科，医院总结经验教训，发现薄弱点、找到突破点，不断优化专科建设方案和实施措施，以评促改。

专科人才梯队建设是可持续发展的重点。医院优化进修管理，外派人员必须至全国综合排名前十或专科排名前三的医院进修。医院完善进修后效评价，提升进修人员专科能力，同时通过学科主任指导，建立院士（专家）工作站、

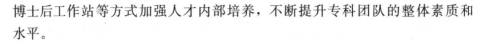

博士后工作站等方式加强人才内部培养，不断提升专科团队的整体素质和水平。

（三）全面鼓励

为鼓励科室职工积极开展重点专科申报工作，在院内形成示范效应，医院更新了科研与学科建设相关奖励制度，对成功立项重点专科的团队给予一次性高额奖励，对院内能提升专科能力指标的人员给予个人奖励，并且在职称聘任中给予加分。同时，医院在外出进修、短期培训、设备采购、手术绩效等方面对重点专科提供资源优待及政策倾斜。重点专科科室及成员在评优评先时均给予加分。

二、小结与展望

通过不懈努力和持续改进，金堂县第一人民医院在重点专科申请和建设方面取得了显著成效，不仅成功申报多个重点专科，还形成了本院特色的专科建设模式及经验。重点专科建设是一个长期而复杂的工作，需要医院全体职工的共同努力和持续投入。我们将不断深化专科建设内涵，进一步完善建设措施和实施方案，注重打造特色专科，加强品牌化建设，为县域内群众提供更加优质、高效的医疗服务。

主要参考文献

[1] 邓清文，魏艳，陈英耀. 公立医院高质量发展的探索实践及实现路径 [J]. 中国医院管理，2022，42（1）：1-4.

[2] 陈萌萱，熊雪晨，吴萍，等. 区域性临床学科建设评估指标体系构建与实证分析 [J]. 中国医院管理，2024，44（8）：37-41.

[3] 巩丹丹. 国家级临床重点专科标准化体系建设路径研究 [J]. 中国标准化，2024（12）：241-244.

[4] 王耀辉，付航，蒋帅，等. 河南省县级临床重点专科人才队伍建设成效与对策探析 [J]. 中国医院，2021，25（8）：30-32.

[5] 余彦婕. 福建省某省属公立医院人才队伍建设的实践与思考 [J]. 中国总会计师，2023（12）：132-134.

（白思琪）

第七节　县级医院探索院校合作新机制

为深入贯彻落实《国务院办公厅关于深化医教协同进一步推进医学教育改革与发展的意见》《四川省关于深化医教协同进一步推进医学教育改革与发展的实施方案》等文件精神，四川省金堂县人民政府在 2018 年 7 月推动了金堂县第一人民医院与成都文理学院的合作，通过签署"院校合作协议"，将医院设为学院非直属附属医院。通过院校合作，助力医学院校加强临床教学基地建设，推动医学教育与临床实践的深度融合，促进培养高素质医学人才。合作目标在于整合双方智力、人才与科研等资源，促进教学、科研、人才培养，加强专业建设、继续教育及资源共享的深度融合与交流合作，促进提升双方的综合实力与可持续发展能力，实现合作共赢。

一、工作措施

（一）合作内容

1. 合作完成涉医类专业共建：双方围绕医学教育、文旅康养等产业需求，合作申办涉医类专业，按照应用型人才培养需求开展专业建设。主要内容包括涉医类专业人才培养、开展医院师资培养培训、积极推进科研合作、共建健康教育基地等。

2. 合作落实成都文理学院非直属附属医院职责：根据《普通高等医学院校临床教学基地管理暂行规定》的要求，按照行政隶属关系不变，管理体制不变，人员编制、资产及经费渠道不变，服务面向不变，成都文理学院不实际投入资金的原则，在平等互利的基础上，落实成都文理学院非直属附属医院教学基地职责。

3. 合作共育县域优质卫生人才：充分借力成都文理学院多专业、多学科教育资源及注重人文教育的特色，结合医疗资源和临床经验丰富的优势，合作开展专业理论课程教学、课程见习、毕业实习等人才培养工作。通过合作开设课程、建立院校专家工作室等，开展多形式、多渠道、深层次的合作，共同培养医疗卫生人才。

4. 合作开展医院师资培养/培训：通过建立教学培训基地，开设师资培训班，实施后备干部培训计划、继续教育培训计划、教师临床实践计划，开展专家系列讲座等，加强双方师资的培养/培训，促进医教协同发展，共同打造一支高水平的师资队伍。

5. 合作推进科研工作：院校双方及时将科研工作的重要方针、政策、计划、要求向对方通报，共同开放科研课题申报、成果申报等，积极进行学术交流活动。

6. 合作共建健康教育基地：充分发挥双方的优势，建立金堂县健康教育基地，提升县内健康科普和宣教能力，开展健康培训，提升县域居民整体健康意识。

（二）合作举措

1. 聚焦合作重点：在高等教育改革的背景下，院校合作实施紧紧围绕"新工科、新医科、新农科、新文科"的建设目标。这些改革举措旨在推动高等教育的质量提升和创新发展，为国家提供高素质的人才储备。对于医学教育来说，新医科建设尤为重要，它强调医学教育的创新与多学科交叉融合，旨在培养具备创新能力和实践技能的医学人才。

2. 打造"双师型"教师：在合作过程中，双方在教师培训和教学资源共享方面做了大量工作。医院通过培训和认证，培养出一批具备课堂教学能力和临床带教能力的"双师型"教师。这些教师不仅参与到成都文理学院的课堂教学中，还承担了大量的临床教学任务，确保学生能够将理论知识与实践技能紧密结合。

3. 共享教学资源：在合作过程中，双方共享教学资源，特别是在医学数据库和模拟实训教学中心的建设与使用上进行了深入合作。成都文理学院购买了大量医学类电子书刊，供在校学生和医院的教师使用。在校学生和医院的教师可以通过学校的实训中心进行临床技能的强化训练，这不仅提高了学生的实操能力，也增强了医院教师的继续教育效果。

4. 齐抓共管提质量：在实际教学过程中，医院和学院还共同成立了"成都文理学院附属医院教学管理委员会"，成员由双方负责教学的专职和兼职人员组成，专门负责教学管理事务。该委员会在课程设置、教学大纲制定、教学质量监控等方面发挥了重要作用，确保教学活动的有序开展和教学质量的持续提升。

（三）合作历程

1. 第一阶段：相识阶段。在这一阶段，双方初步建立了合作框架。医院和学院领导多次会面，探讨合作的方向和可能性。医院为学院提供了参观和了解医院设施、临床教学资源的机会，帮助学院深入了解医院的实际运作模式。与此同时，学院也向医院介绍了其专业设置和人才培养目标，为双方的深度合作探索可行方向。

2. 第二阶段：相知阶段。合作进入实质性阶段，双方开始共同制订教学计划、安排实习和见习课程，确保教学内容紧密贴合临床实际需求。医院为学生提供了丰富的实践教学机会，包括临床实习、病例讨论、手术观摩等，使学生能够在真实的医疗环境中学习和应用医学知识。为了提高教学质量，双方还共同组织了"TTT"（培训师培训）计划，专门培训医院的兼职讲师，提升其授课能力。

3. 第三阶段：创新提能阶段。在这一阶段，双方的合作更加深入，重点放在创新教学模式和科研合作上。医院派出临床专家团队，协助学院申报护理学本科专业，并为学院迎接教育部本科教学合格评估提供了强有力的支持。此外，双方还探讨了导师制教学模式的可行性，并逐步实现每名学生都有一名临床骨干担任校外导师的培养方式，确保学生在校期间能够得到持续、系统的指导和帮助。

二、小结与展望

通过多年的努力，双方在医学教育、人才培养、科研创新等方面取得了丰硕的成果。双方的合作不仅提高了医学人才的培养质量，也推动了医院和学院的共同发展。未来，双方将继续以医教协同为指导、校院教育为抓手、校院合作为常态，深化"产学研用"一体化的发展模式，通过共同开展科研项目、推动科研成果转化等方式，提升合作的经济效益和社会影响力。这种合作模式不仅有助于双方的长远发展，也为区域卫生事业的进步做出了重要贡献。

主要参考文献

[1] 余光颖，肖惠，许克祥. 中医药院校非直属附属医院内涵建设的思考与探索：以福建中医药大学为例 [J]. 广西中医药大学学报，2017，20（1）：100-103.

[2] 石佳. 医教协同背景下高职临床医学人才培养模式改革探索 [J]. 陕西教育（高教），2020（5）：66-67.

[3] 许礼发，侯长浩. 临床医学校院合作共建共联机制的研究 [J]. 锦州医科大学学报（社会科学版），2019，17（5）：25-27.

（李蓉梅）

第八节　互联网医院建设探索实践

县级公立医院是县域医疗卫生服务体系中的重要力量，在深化医改中发挥着重要作用。加强县级公立医院建设管理，对于全面提升医疗服务水平具有重要意义。全体医务人员要坚持以人民为中心的发展思想，以满足人民群众的健康需求为出发点和落脚点，让"数据多跑路、群众少跑腿"。随着人工智能（AI）、5G、区块链和云计算等信息技术的发展，互联网医疗应运而生。新型冠状病毒感染疫情期间，由于隔离居家无法就医购药，大众对互联网医疗的认知提升。互联网医疗是指医生通过互联网技术为患者提供线上诊疗服务，包括线上咨询、诊断、治疗等。互联网医院是以互联网技术和实体医疗机构为依托的线上医疗机构，为患者提供互联网医疗服务。

一、工作措施

（一）组织构架建设

互联网医院建设是以信息系统为基础，建设的目的是为医院赋能，实现医院线上线下业务互联互通，促进医院高质量发展。为减少信息部门和互联网医院建设需求来源的沟通成本，金堂县第一人民医院将信息和互联网医院建设运营的职责整合，设立信息和互联网医院管理部。

（二）县级医院互联网医院需求分析

县级医院与大型省市级医院在患者就医需求和科室运营方面往往存在差异。全国大部分县级公立医院线下患者需求没有饱和，在需求一定的情况下，拓展线上必将会减少线下服务量，因此，"保存量、做增量"并通过互联网做延伸服务可能是一个潜在的发展方向。金堂县第一人民医院于 2023 年 9 月上线互联网医院，每日线上就诊量约 40 例，考虑患者需求及线上就医习惯等影响，需对市场进行培育并不断探索服务增量。目前就医群体越来越倾向于老年人，而老年人对于线上诊疗操作存在一定困难，通过操作和系统界面流程的不断优化与适老化改进，预计仍有可观的潜在线上就诊数量增长。

（三）县级医院互联网医院应该从三个方面分阶段发展

1. 第一阶段，互联网医院线上线下融合业务发展阶段。互联网医院线上线下融合业务是指互联网医院通过线上和线下的方式，为患者提供更加全面、便捷的医疗服务。线上服务包括线上咨询、线上复诊、远程会诊、电子处方等，线下服务包括实体医院的诊疗服务、药品配送、健康管理等。

以下是互联网医院线上线下融合业务的一些实现方式。

1）线上咨询：患者可以通过互联网医院平台进行线上咨询，与医生进行文字、语音或视频交流，获得专业的医疗建议和治疗方案。

2）远程会诊：当患者需要更高级别的专家会诊时，可以通过互联网医院平台邀请远程会诊专家，进行实时视频会诊，获得更准确的诊断和治疗方案。

3）电子处方和药品配送：医生可以通过互联网医院平台为患者开具电子处方，患者可以通过平台购买药品，并选择快递或自取的方式获取药品。

4）线上线下融合服务：互联网医院平台可以与实体医院合作，提供线上线下融合服务，如线上预约挂号、线下就诊、线上购买线下服务等，提高医疗服务的质量和效率。互联网医院线上医疗与线下医疗的闭环管理见图5-8-1。

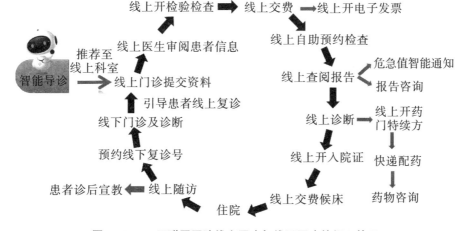

图5-8-1　互联网医院线上医疗与线下医疗的闭环管理

需要注意的是，互联网医院线上线下融合业务需要建立完善的监管机制和技术支持体系，确保医疗质量和安全。同时，需要加强互联网医疗服务的规范化和标准化建设，提高医疗服务的质量和效率。

2. 第二阶段，互联网医院穿戴设备延伸服务阶段。互联网医院穿戴设备延伸服务是指互联网医院通过与第三方穿戴设备厂商合作，将健康监测、医疗护理等功能集成到智能手环、智能手表等设备中，以提供更加便捷、个性化的医疗服务。

具体来说，互联网医院穿戴设备延伸服务可能包括以下几个方面。

1）健康监测：通过智能手环、智能手表等设备，实时监测用户的心率、血压、血糖、睡眠质量等健康指标，并将数据上传至互联网医院云端平台进行分析，帮助用户及时发现健康问题并进行干预。

2）健康咨询：用户可以通过穿戴设备随时随地在线上咨询互联网医院的专业医生，获取健康建议、疾病预防、用药指导等医疗服务。

3）健康管理：互联网医院可以为用户提供个性化的健康管理计划，根据用户的健康状况和需求，推荐适合的运动、饮食、生活建议等，帮助用户改善生活质量。

4）随访管理：对于需要定期随访的用户，互联网医院可以通过穿戴设备对用户进行跟踪和管理，确保随访的及时性和有效性。

5）紧急救援：如果用户出现突发性疾病或意外伤害，可以通过穿戴设备快速联系互联网医院进行紧急救援，获得及时的医疗救助。

3. 第三阶段，互联网医院健康商城及教育阶段。

1）互联网医院健康商城是一个线上平台，提供各种健康产品，包括中药养生产品、防疫香囊、儿童健脾消积穴位贴、三九贴、祛风寒风湿足浴包等。这些产品都是由医院创新研发而来，旨在帮助用户轻松调养，保持健康生活状态。

2）在教育方面，互联网医院健康商城还提供各种健康知识，包括中药养生、治病防病、食疗、乐疗等。这些内容可以帮助人们更好地了解自己的健康状况，并选择适合自己的健康产品。

3）人们可以通过互联网医院健康商城线上购买健康产品，并享受便捷的快递配送服务。同时，商城还提供线上咨询服务，方便用户咨询健康问题。

二、小结和展望

互联网医院服务能够充分利用现代科技手段，将传统的医疗服务与智能穿戴设备相结合，提供更加便捷、高效、个性化的医疗服务，满足用户多样化的健康需求。此外，互联网医院是一个集健康产品购买、健康知识教育、线上咨询服务于一体的平台，为人们提供分级诊疗，并进一步提供更加便捷、全面的健康服务。

主要参考文献

［1］余筱卉，刘在栓，黄红梅，等. 临床检验在互联网医院全流程管理中的应用研究［J］. 国际检验医学杂志，2023，44（6）：763－765.

［2］王皖琳，梁蓝芋，刘翔，等.“智慧助老”互联网医院改造实践［J］. 中国卫生质量管理，2022，29（5）：70－73.

［3］吴琴琴，周莉，廖邦华，等. 互联网医院与实体医院信息交互及业务流程管理研究［J］. 中国医院，2020，24（3）：16－18.

[4] 王艳玲，阚亦非，张楠楠. 基于"互联网＋"的医疗健康管理模式在糖尿病患者管理中的应用［J］. 齐鲁护理杂志，2021，27（23）：5-7.

（龙海钉）

第九节　互联网医疗服务生态建设

近年来，互联网技术飞速发展，人工智能、大数据、云计算等技术的应用，为医疗服务提供了更多的可能性。各国政府相继出台相关政策措施，支持互联网医疗服务的发展，解决传统医疗模式服务不足、效率低下等问题，并提供良好的政策环境和法律规范。目前公立医院的互联网医院的搭建模式大部分是依托医院的信息中心建立互联网医疗平台，与 HIS 连接，通过公众号提供医疗服务。在该模式下医生来自医院自身，患者通过公众号进入平台看医问诊，互联网医生开具检查单和处方，患者选择线上支付或线下到院支付，快递邮递或自取药品。互联网医疗服务作为一种创新型医疗模式，具有巨大的潜力。医疗服务领域也逐渐向互联网转型，互联网医院的生态化建设可以从以下几个方面进行拓展延伸。

一、工作措施

1. 药店向互联网医院支付平台服务费，接入互联网医院平台终端，成为互联网医院接诊点。一个互联网医疗平台可连接多家药店而形成规模效应。

具体方式是互联网医院为药店提供即时响应的坐诊医生线上医疗服务，患者到药店通过互联网医院平台终端，在药店职工的协助下完成与医生的面对面语音或视频问诊后，获得电子处方，并在就诊药店购买处方药。患者通过非实体医院途径就诊，提高了选择就诊场所与方式上的自由度、自主性，同时提高了医疗服务可及性。

2. 基层医疗机构与政府购买服务的公卫项目结合，增加社区配药、送药到家的服务。通过互联网医院这一载体与上下级医院形成医联体，可完成省、县、乡、村四级医联体架构。

互联网医疗平台与区域内下级医疗机构连接，成为区域性诊疗平台。平台连接各医疗机构的医生，覆盖省、市、县、乡四级医疗机构的远程诊断中心。患者既可线下到社区卫生中心或镇卫生院就医，也可通过手机线上问诊。通过"线上问诊＋社区配药""基层检查＋上级诊断＋区域互认""多方位远程会诊"的方式提供常见病、多发病、慢病诊疗健康管理服务，有力落实了分级诊疗，充分发挥了基层医疗机构在医疗体系中的"守门人"作用。

3. 通过与其他企业合作，将医疗服务嵌入 APP、公众号、电商平台、网站。

1）在运营商/银行等企业 APP 公众号嵌入互联网医疗服务。通过穿戴设备进行数据采集、智能化分析、健康评估、个性化健康计划制订、远程咨询等，为企业职工提供健康管理服务。

2）多生态入驻，如好大夫、京东、丁香园、抖音、支付宝等电商平台加载互联网医疗、医药、检验平台，利用电商平台流量和配送链优势，提供规模化医疗健康服务。

服务流程：患者通过移动端进入互联网医疗平台，确定咨询问诊形式，包括图文问诊、视频问诊、电话问诊、复诊等。随后个人选择或者系统根据病情自动分配咨询问诊医生，支付挂号费，等待医生接诊，医生提供指导意见或开具处方。处方流转至医药平台，分配给第三方网上药房，患者支付医药费，由第三方配送。如果是检查，则由医生开具检查单，患者选择地区，由第三方上门检查。

多端的巨大流量作为医疗健康平台引流入口，根据患者需求链接至不同服务平台，提供多种服务，如平台服务、医疗服务、检验服务和配送服务。

4. 开通健康商城，提供基于"互联网＋"的院前、院中、院后全闭环一体化服务。以患者就诊为切入点，构建全周期患者服务体系，为患者提供护工、营养餐、护理上门、穿戴设备等一体化服务。

5. 收集、分析、挖掘医疗数据。

1）通过医疗数据分析，制定合理的发展战略，提升管理运营效率和业务服务质量。

2）将医疗数据库中慢病特病人群，按病种有针对性地提供定制化服务包，定期回访、随访。

3）瞄准医疗数据中的养生、医美需求，与患者的医疗健康需求并行。养生、医美作为未来提升生活质量的方式，其市场需求日益增加。

4）给医疗机构、保险公司等利益相关方提供营销、风险评估、决策支持服务，帮助其优化自身的运营模式。

互联网医疗服务数据的收集、分析、挖掘涉及患者个人隐私数据的收集和使用，若使用不当将有数据泄漏、滥用风险。需加强医疗服务提供者和用户的数据保护意识，强化技术手段，保障数据在存储和传输过程中的安全性，加强法规监管，保护互联网医疗服务数据隐私。

二、小结与展望

互联网医疗服务生态建设将传统实体医院经营模式与互联网技术相结合，打破地域和时间限制，突破医院和医疗边界，以数字化、自动化和规模化等方式降低实体经济的运营成本，提高效率。通过数据分析和个性化服务等方式提高用户体验，增强用户忠诚度。新兴人工智能技术还可以实现"医生数字人"提前"问诊"，自动生成病情小结，交给医生为面诊做准备。互联网技术的发展，将不断激发医疗行业创新能力，推动互联网医疗服务衍生和拓展。互联网医疗服务生态建设要坚持以患者为中心，提升医疗服务质量与满意度，改善患者就医体验。医疗的目的不仅是治病，更重要的是防病，逐步实现预防为主、全民健康的愿景。

主要参考文献

[1] 冯欣贤，魏东海，曹晓雯，等. 基于互联网医疗平台的药诊店医疗服务模式效益探析 [J]. 中国医院，2019，23（6）：35−38.

[2] 魏东海，曹晓雯，冯欣贤，等. 建立实体医院与互联网医疗相结合的整合型分级诊疗模式 [J]. 中国医院，2021，25（12）：24−26.

[3] 王惠群. 宁夏互联网医疗服务平台建设现状及思考 [J]. 智慧健康，2021，7（29）：26−28，32.

[4] 张彦杰，冯园园，刘威，等. 宁夏"互联网＋医疗健康"路径建设与实践 [J]. 中国卫生质量管理，2023，30（12）：87−90.

[5] 周碧兰，曾慧，易宏辉，等. "互联网＋"医疗服务模式现状概述与发展对策分析 [J]. 互联网周刊，2024（11）：54−56.

（唐　雪）

第十节　信息平台建设实现互联互通

在数字化背景下，医疗信息系统的互联互通成为提升医疗服务质量和效率的重要途径。在全球医疗卫生领域，信息技术的广泛应用促进了医疗服务模式的转变，信息互联互通在实现高效协作、确保患者信息安全、提升临床决策质量等方面发挥了关键作用。然而，医疗信息系统的标准化和兼容性问题一直是行业内共同关注和需要解决的难题。

《电子病历系统应用水平分级评价标准（试行）》《四川省三级综合医院评

审标准实施细则（2023 年版）》《四川省智慧医院评价标准（2023 版）》等对医院建设医院信息平台达到互联互通高等级有明确要求。信息互联互通是当前县级医院的信息化建设的大势所趋。

自 2015 年起，国家卫生健康委员会统计信息中心积极推动医院信息互联互通工作，发布《医院信息互联互通标准化成熟度测评方案（试行）》及其后续版本，旨在促进医院信息化标准化建设，不断提升医疗服务水平，实现信息资源的优化配置和高效利用，最终达到提高医疗服务质量的目的。

根据国家卫生健康委员会统计信息中心印发的《国家医疗健康信息医院信息互联互通标准化成熟度测评方案（2020 年版）》标准，对医院互联互通建设的评价总体要求如下：①技术架构情况，主要是对评价对象的信息整合方式、信息整合技术、信息资源库建设以及统一身份认证、门户服务等定性指标进行测评。②硬件基础设施情况，主要对评价对象的服务器设备、存储设备以及网络设备的医院信息互联互通标准化成熟度测评方案配置、实现技术等定性指标进行测评。③网络及网络安全情况，主要对评价对象的网络带宽情况、接入域建设、网络安全等定性指标进行测评。④信息安全情况，主要对评价对象的环境安全、应用安全、数据安全、隐私保护、管理安全等定性指标进行测评。⑤业务应用系统（生产系统）建设情况，主要对医院临床服务系统建设情况、医疗管理系统建设情况以及运营管理系统建设情况等定性指标进行测评。⑥基于平台的应用建设情况，主要对基于平台的公众服务应用系统、医疗服务应用系统和卫生管理应用系统的建设情况及利用情况等定性指标进行测评。⑦医院信息互联互通情况，主要对平台内互联互通业务、平台外互联互通业务等定性指标进行测评。

一、工作措施

（一）总体设计，分步实施

医院信息化建设与医院发展目标紧密结合。以医院信息集成平台为核心，各系统互联互通，以各业务协同和信息共享为主要目标，进行总体设计，分步实施，基础和急用先行，防止眼高手低、顾此失彼，有序推进。

（二）规范标准，易于扩展

平台设计执行国家和卫生行业一系列技术规范和标准，统一医院信息标准体系，对原有不符合标准和规范的应用系统（软件）和数据库（表）进行符合性改造，确保医院信息系统符合国家和行业信息化建设规范和标准。平台采用 SOA 技术架构，业务系统之间、业务系统与平台之间、平台与基于平台应用之间松耦合，便于扩展，避免各部分依赖度高，相互捆绑，避免"触一发动全身"的尴尬。

（三）互联互通，协同共享

以医院信息平台为枢纽、全院全量数据中心为核心，将医院现用和将要建设的信息系统全面集成，通过功能和数据整合形成全院全量数据中心，通过信息平台实现所有信息系统之间互联互通，实现业务协同和信息共享。

（四）借力技术进步，促进智慧智能

采用云计算、大数据分析、物联网、无线网络、人工智能、区块链技术，实现智慧便民服务、智慧诊疗服务和智慧管理服务，用先进技术全面提高医院信息化建设和应用水平，提升医院诊疗服务质量和效率，提升患者对医院服务的获得感和满意度。

（五）数据标准化处理

统一数据标准：制定和执行统一的数据标准，包括数据格式、数据字典、编码标准等，确保数据的一致性和规范性，确保不同系统间的数据能够互认和交换。

数据清洗与转换：对历史数据进行清洗和转换，确保数据的准确性和可用性。利用数据清洗工具和技术，剔除错误和冗余数据，确保数据质量。

（六）系统对接与联调测试

标准化接口设计：设计标准化的系统接口，确保不同系统之间能够顺利对接。接口设计要符合国家和行业标准，确保系统间的数据传输和共享的稳定性和安全性。

联调测试：进行全面的联调测试，确保系统间的数据和功能能够顺畅协同。通过模拟实际业务场景进行验证，及时发现和解决潜在的问题，确保系统能够在实际业务环境中稳定、可靠地运行。

（七）上下联动

互联互通平台建设：建立互联互通平台，实现上下级医联体单位之间的数据交换和共享。平台应支持电子病历、影像学结果、检验结果、药品信息等多种医疗数据的传输。

数据共享与协同：制定数据共享协议，明确数据共享的范围、方式和安全措施。医联体单位之间应实现信息系统的互联互通，支持患者转诊、双向转诊、远程会诊等业务需求。

业务流程对接：规范和优化上下级医疗机构之间的业务流程，确保信息系统能够支持业务的顺利开展，如预约挂号、诊疗信息共享、处方流转等具体业务环节的对接。

远程医疗支持：利用信息化技术开展远程医疗服务，实现优质医疗资源的下沉，如远程会诊、远程影像诊断、远程病理诊断等。通过信息系统的互联互通，提升基层医疗机构的诊疗水平。

二、小结与展望

在互联互通建设中，县级医院需要全面了解现有信息系统的状态，明确接口的复用性，为将来的信息化建设打下坚实的基础。项目设计的过程中，要考虑自身的实际情况，基于医院自身的发展情况设计，建设过程中可以基于现有系统升级，减少医院资金投入。同时，要重视数据的质量，确保数据的准确性、一致性和完整性，以确保各系统间的数据能够顺利交换和共享。

总之，互联互通标准化成熟度测评需要医院的全方位努力。随着技术的进一步成熟和政策的不断完善，县级医院的信息互联互通也将迎来更加光明的发展前景。

主要参考文献

[1] 李伟. 互联互通医院信息平台的建设与应用 [J]. 电脑编程技巧与维护，2022（4）：83−86.

[2] 黄镇文. 基于互联互通的医院信息平台建设与应用探究 [J]. 数字技术与应用，2023，41（8）：179−181.

[3] 李曦柯，施荣华，许丹，等. 基于全面互联互通和深度智能化建设医院信息集成平台 [J]. 计算技术与自动化，2016，35（2）：5.

[4] 李雪婉，高昭昇，徐静. 医院信息系统与区域卫生信息平台互联互通关键技术研究 [J]. 医学信息，2015（16）：2.

[5] 黄跃，魏岚，张蕾，等. 基于大数据的医院信息集成平台建设与应用 [J]. 中国医学装备，2019，16（4）：3.

（徐　瀚）

第十一节　健康教育电视频道宣传实践

　　医院健康教育是有计划、有组织、有系统地对疾病的预防、治疗、护理、康复理疗、管理等具体环节的工作落实。健康教育是诊疗的重要内容之一，亦是群众全生命周期健康管理中重要的环节之一。健康教育的普及和落实对于群众全生命周期健康管理有着十分重要的意义。众所周知，目前大部分医院依然沿用传统的健康教育模式，但这种模式往往存在着不足。主要体现在以下几个方面：传统模式主要依靠个人能力进行宣教，模式缺乏规范性且一般都是采用口头和纸质的宣教模式，形式单一，费时、费力，往往事倍功半。若没有详细的流程指导，经验不足的宣教工作人员容易出现健康教育内容不全、错误、条理不清等问题，严重影响健康宣教质量，同时患者的年龄及自身情况存在差异，理解和接受能力等不同，宣教内容若过于繁杂，患者往往难以掌握。再加上患者多、护理人力不足，经验不足的宣教工作人员难以细致宣教，所以经常达不到预期的效果。健康教育不到位严重影响患者的满意度评价。患者对医院、科室、医生及对应疾病的了解渠道单一片面，且效率不高。健康教育的意义重大和传统模式的不足，促使金堂县第一人民医院思考从电视端解决问题。

一、工作措施

　　规划建设医院健康教育频道，利用高清 IPTV 互动系统提升医院服务质量和患者体验。通过将电视直播、节目点播、科普知识、医院介绍、医生风采、医院设备等模块整合在一起，IPTV 系统为患者提供大量的就医信息和医院宣传内容。IPTV 系统还具有多种扩展功能，满足个性化需求，不仅能够实现电视节目的观看，而且能够实现医院宣传、健康教育、满意度调查、在线呼叫、手术通知、检查通知、出院通知、在线点餐等功能，方便患者全面了解医院、所在科室、医生以及疾病相关健康知识。健康教育频道架构见图 5－11－1。

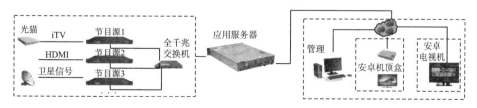

图 5－11－1　健康教育频道架构

（一）病房内的电视健康教育

1. 娱乐视听：患者可以通过 IPTV 系统收看电视直播、点播高清电影等，有效缓解患者住院紧张情绪。

2. 信息查询：患者可以查询手术进度、检查检验信息等，掌握自己的诊疗情况。

3. 宣传教育：医院可以通过 IPTV 系统向患者发布医院介绍、科室内医护人员简介或术后注意事项等内容，提高患者的认知度和信任度。

4. 信息发布：管理员可以通过 IPTV 系统向指定终端或终端组发布多媒体信息，包括视频、图片、文字通知等，确保及时传达给患者。

5. 内容预览：管理员可以在 IPTV 系统中在线预览所有素材内容及模板发布效果，方便及时调整和完善宣传内容。

6. 权限管理：为了确保系统安全，操作人员只能在限定的权限范围内管理系统，防止非法操作和数据泄漏。

7. 在线查询：住院患者通过 IPTV 系统终端查询住院费用、用药详细信息等，方便了解自己的诊疗费用情况。

8. 营养点餐：IPTV 系统与医院后勤系统对接，让患者在病房内就能查看今日菜单并在线订餐。这样既方便了患者，也提高了医院餐饮服务的工作效率。

9. 统一管理：管理员可以通过系统后台对所有电视进行统一管理，实现定时开关机等操作，提高管理效率。

10. 个性化设置：患者可以通过个性化主界面浏览各类节目、信息和服务，满足不同需求。同时，医院可以根据管理和业务需要，定时播放相关内容，其余时段由患者自主选择喜欢看的电视节目。

（二）居家健康教育

与运营商合作，医院提供医院简介、科室简介、医生简介、健康讲座、健康知识等多媒体素材，通过运营商的电视节目整合，群众在家通过居家电视上的入口进入了解医院的情况，以及学习健康知识、参与互动问答等，提升健康水平。

（三）互联网线上健康教育

在医院微信公众号及互联网医院系统中，集成医院简介、科室简介、医生简介、健康讲座、健康知识等多媒体内容到个人中心功能模块里，群众通过关注医院微信公众号及互联网医院，进入自己的个人中心，可以全方位了解医院、科室、医生和学习与自身相关的健康知识及疾病预防常识。健康宣教素材可以是诙谐幽默的短视频等形式，简洁易懂，容易引起共鸣。

（四）建设流程

根据医院实际情况，县级医院的健康教育频道建设分为三个阶段。

1. 第一阶段：健康信息发布和电视节目播放。实现医院、科室管理和业务需要，定时统一播放相关内容，或者强制插播指定节目，其余时段由患者自主选择喜欢看的电视节目。与食堂消费系统数据交互，在电视屏上定时（早、中、晚）展示点餐二维码，方便患者点餐。

2. 第二阶段：扩展应用。与 HIS 连通，在电视屏上方/下方滚动播放手术通知、检查通知、出院通知等信息，包括但不限于手术时间、手术地点、术前术后注意事项、检查报到时间、报到地点、检查前注意事项、出院时间，提醒出院需要准备的资料。

3. 第三阶段：建设直播系统。集成视频采集卡、摄像头、视频服务器等软硬件组成视频直播系统，将医院健康讲座和医院大型活动进行现场直播，提高医院和医护人员的知名度和影响力。

二、小结与展望

该项目能提高患者的依从性，人工和系统结合，以多种方式和渠道对患者及其家属进行健康教育，促使其逐渐掌握必要的卫生知识，正确认识疾病，更好地配合诊疗。缓解患者及家属因对疾病认知片面产生的紧张、焦虑、悲观情绪等，使患者及家属树立战胜疾病的信心，了解治疗的过程及相关疾病知识，自愿配合接受治疗，降低医疗纠纷风险。

定期开展健康教育频道满意度调查，收集意见和建议，不断优化节目内容和宣教渠道，逐步扩展健康教育频道功能，提升全民健康认知水平，构建更加和谐的就医氛围。

主要参考文献

[1] 罗娟，吕强，唐晓东，等. 医院有线电视系统的技术实现和效果评价 [J]. 中国医疗设备，2009，24（9）：41-42，40.

[2] 王洁丽. 探讨专业化频道低成本节目制作系统方案 [J]. 现代电视技术，2005（9）：146-150.

[3] 徐璐璐，董建成. 健康教育共享模式初探 [J]. 中国数字医学，2011，6（4）：89-91.

[4] 李诗，董卫国，汤绍迁，等. 基于院内有线电视网的健康教育平台的设计

［J］．中国医疗设备，2013，28（4）：60－61.

［5］林树德，许乐，陈群．医院健康教育的实施与评价［J］．心血管康复医学杂志，1999，8（2）：86－87.

［6］王翠丽．浅谈《护理健康教育学》教学体系［J］．护理学杂志，2005，20（17）：58－59.

（胡德雨）

缩略词

1. 美国医学研究所：Institute of Medicine：IOM
2. 疑难疾病多学科联合诊疗：Multi-disciplinary Team：MDT
3. 供应 加工 配送：Supply Processing Distribution：SPD
4. 药物临床试验质量管理规范：Good Clinical Practice：GCP
5. 机构办公室制定临床试验管理制度和标准操作规程：Standard Operation Procedure：SOP
6. 医疗机构、研究人员和主要研究者：Principal Investigator：PI
7. 研究者发起的临床研究：Investigator initiated trial：IIT
8. 合同研究组织：Contract Research Organization：CRO
9. 临床试验现场管理组织：Site Management Organization：SMO
10. 价值医疗：Value-Based Healthcare：VBHC
11. 多学科联合诊疗：Multi-disciplinary Team：MDT
12. 一体化供应链管理模式：Supply Processing Distribution：SPD
13. 个人数字助理：Personal Digital Assistant：PDA
14. 射频识别：Radio Frequency Identification：RFID
15. 打印机、唯一设备标识：Unique Device Identification：UDI